疾患をひとつひとつわかりやすく。

もくじ

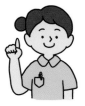

先輩ナース

後輩ナース

本書の使い方

- ●1〜2ページごとに学習をまとめています.
- ●本書で取り上げた疾患は,「令和5年版看護師国家試験出題基準」の内容および過去の看護師国家試験で頻出の疾患です.
- ●本書で学習したあとに,実際の看護師国家試験過去問題の関連している問題にチャレンジしてみましょう.

文章を読み,イラストでさらに理解を深めましょう.

その疾患の成り立ちや原因,あらわれる症状,検査,治療などについて,イラストや画像などを用いて,わかりやすく解説しています.

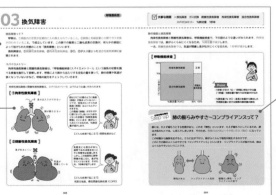

「STEP UP 看護コラム」では主に,その疾患をより理解するための周辺知識や看護・医療を学ぶみなさんにぜひ知っておいていただきたい内容を解説しています.

01 呼吸不全

呼吸不全って？

　呼吸器の病気を理解するには，「呼吸不全」を理解することが重要です．

　呼吸とは空気中の酸素を血液中に取り込み，体内で産生された二酸化炭素を体外に出すことですね．何らかの原因や障害によって，この機構が崩れて，血液中の酸素濃度が低下した状態，それに加え二酸化炭素が上昇した場合を「呼吸不全」といいます．

【 呼吸のしくみ 】

酸素は生体にとって全身組織でエネルギー産生するために必要不可欠なものです．そのためには酸素を常に取り込み，輸送して組織に届ける必要があります．

肺から取り込まれた酸素の大部分はヘモグロビンと結合し，ごく一部が血漿(けっしょう)中に溶解し，動脈血によって末梢組織まで運ばれ，細胞のエネルギー代謝に利用されます．

内呼吸と外呼吸

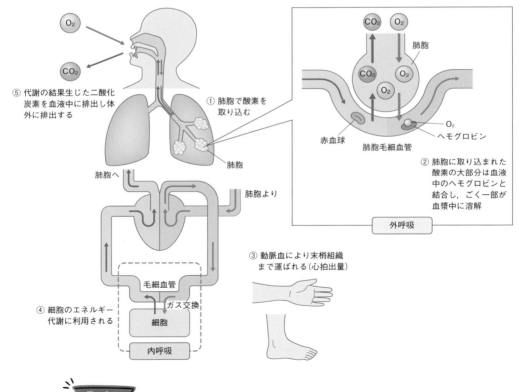

⑤ 代謝の結果生じた二酸化炭素を血液中に排出し体外に排出する

① 肺胞で酸素を取り込む

肺胞

肺胞へ

肺胞より

④ 細胞のエネルギー代謝に利用される

毛細血管

ガス交換

細胞

内呼吸

肺胞

CO_2　O_2

赤血球　肺胞毛細血管

O_2　ヘモグロビン

② 肺胞に取り込まれた酸素の大部分は血液中のヘモグロビンと結合し，ごく一部が血漿中に溶解

外呼吸

③ 動脈血により末梢組織まで運ばれる（心拍出量）

Point

酸素が血液に取り込まれることを「酸素化」，血液が二酸化炭素を肺胞に放出してそれが呼吸によって体外に排出されることを「換気」といいます．

呼吸不全の分類と定義

　呼吸不全は，さらに病態によって「Ⅰ型呼吸不全」と「Ⅱ型呼吸不全」に分けられます．
呼吸器の疾患は，このいずれかに該当します．

【 呼吸不全の定義 】

Ⅰ型呼吸不全の特徴

「動脈血酸素飽和度 ≦ 60mmHg ＋動脈血二酸化炭素飽和度 ≦ 45mmHg」をⅠ型呼吸不全といいます．

Ⅰ型呼吸不全は，気道や肺胞の障害（気道異物，肺炎，心不全，気胸，肺塞栓）によって低酸素血症（呼吸をするのが困難になった結果，血液中の酸素が不足している状態．「酸素化の障害」といいます）を生じて，頻呼吸（1 分間に 25 回以上の呼吸）や頻脈（1 分間の脈拍が 100 回を超える）となります．

Ⅱ型呼吸不全の特徴

「動脈血酸素飽和度 ≦ 60mmHg ＋動脈血二酸化炭素飽和度 ＞ 45mmHg」をⅡ型呼吸不全といいます．

Ⅱ型呼吸不全は，下気道や呼吸調節障害（慢性閉塞性肺疾患［COPD］，気管支喘息，神経・筋疾患，中枢障害，薬物投与）によって，高二酸化炭素血症（呼吸回数，換気量，呼吸リズムの異常による換気の障害）を生じます．呼吸回数の減少や二酸化炭素が体内に蓄積されてしまい，意識障害を起こしてしまうことがあります．

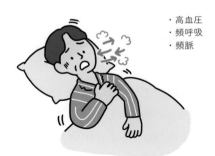

・高血圧
・頻呼吸
・頻脈

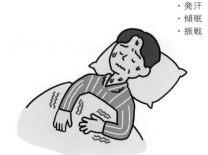

・発汗
・傾眠
・振戦

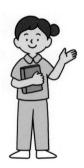

低酸素血症は，02で説明しますね！

02 低酸素血症

低酸素血症って？

01で少し出ましたが、「低酸素血症」を説明していきましょう.
まずは，正常な場合をみてみましょう.

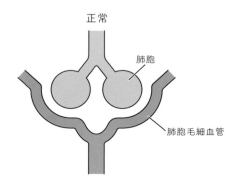

正常

肺胞

肺胞毛細血管

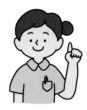

正常では「換気」と「血流」がイコールですので，酸素と二酸化炭素のやり取りがどちらも滞りなく進んでいる状態ですね.

しかし，この「換気」と「血流」のいずれかが障害されてしまうと，低酸素血症を引き起こしてしまいます. 低酸素血症の原因は，①肺胞低換気，②換気血流比不均衡，③シャント，④拡散障害の4つです.

【①肺胞低換気→1分間の吸入酸素量自体が少ない！】

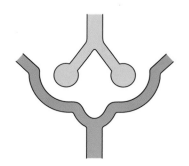

換気＜血流

正常な人は，安静時1分間でおよそ15回前後，1回で8〜10mL/kgの換気をしています.
つまり，体重が50kgの人だと6,000〜7,500mL/分の空気を吸っています. さらに大気中の酸素濃度は約20%なので，1,200〜1,500mL/分の酸素を吸っています. これ以下の酸素量になる場合を「肺胞低換気」といいます.
つまり，換気障害により，肺胞に酸素が届かない状態です.

【どんな疾患で起こる？】
ギランバレー症候群や重症筋無力症といった神経筋疾患による呼吸筋機能の低下や脳の障害による低換気，肥満など

【 ②換気血流不均衡→換気と血流のバランスが悪くなる 】

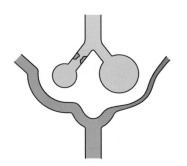

換気＜血流，換気＞血流が混同し，バランスが悪い状態

肺胞に入ってきた酸素は血液に取り込まれます．つまり流れてくる血液が少なければ，肺胞に酸素がきても入る血液がないので，取り込まれません．

【どんな疾患で起こる？】
肺気腫，気管支喘息など

【 ③シャント→静脈血に酸素が取り込まれない 】

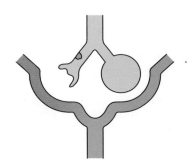

換気＜血流

換気血流不均衡と似ていますが，静脈血に酸素が取り込まれずに全身に送り出されることです．つまり，換気のないところを血液が素通りしてしまうことです．

【どんな疾患で起こる？】
無気肺，肺動静脈ろうなど

【 ④拡散障害→酸素が肺毛細血管に到達できない 】

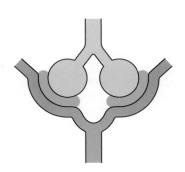

肺胞に到達した酸素は，肺間質などを透過して肺毛細血管に到達します．肺胞内に液体の貯留や炎症などにより，間質の浮腫み（むく）などが生じていると酸素が肺毛細血管に到達することができません．

【どんな疾患で起こる？】
心不全，肺炎，急性呼吸窮迫症候群（ARDS），間質性肺炎など

03 換気障害

換気障害って？

　呼吸は，①肺胞内の空気が定期的に入れ換えられていること，②肺胞と毛細血管との間でガス交換が行われていること，で成立しています．この肺での酸素と二酸化炭素の交換が，何らかの原因によって妨げられた状態のことを「換気障害」といいます．

　換気障害は，①閉塞性換気障害，②拘束性換気障害，③①，②が入り混じった混合性換気障害に分類されます．

スパイロメトリー

　拘束性換気障害と閉塞性換気障害は，「呼吸機能検査（スパイロメトリー）」という換気の状態を調べる検査を施行して診断します．呼吸により肺から出入りする空気の量を測って，肺の容積や気道が狭くなっていないかなど，呼吸の能力をチェックしていきます．

拘束性換気障害と閉塞性換気障害は，スパイロメトリーで，以下のような違いがみられます．

【①拘束性換気障害】

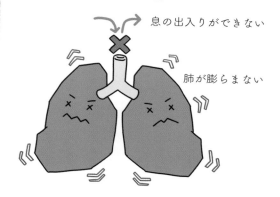

息の出入りができない

肺が膨らまない

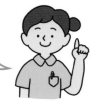

肺はぶどうの房のように風船（肺胞）が集まっているイメージです．空気が入ってくれば風船（肺胞）はふくらんでいきますね．
この風船（肺胞）がガチガチに硬くなってしまいふくらまなくなった状態を「拘束性換気障害」といいます．肺がふくらみにくくなるため，％肺活量が減少します．

【どんな疾患で起こる？】間質性肺炎など

【②閉塞性換気障害】

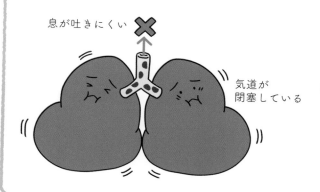

息が吐きにくい

気道が閉塞している

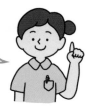

気管支にも弾力があり，通常であれば息を吐くときに気管支は拡張します．しかし，この気管支に狭窄・閉塞が起こると，息が吐きにくくなります．そのため，1秒率が低下します．

【どんな疾患で起こる？】
気管支喘息，慢性閉塞性肺疾患（COPD）

大事な用語 ▶ 換気障害　ガス交換　閉塞性換気障害　拘束性換気障害　混合性換気障害

スパイロメトリー　%肺活量　1秒率

肺の機能と換気障害

　拘束性換気障害と閉塞性換気障害は，呼吸機能検査で，下の図のような違いがみられます．拘束性換気障害では，肺がふくらみにくくなるため，%肺活量（パーセントはいかつりょう）が減少します．

　一方，閉塞性換気障害では，気道が閉塞し息が吐きにくくなるため，1秒率が減少します．

【 呼吸機能検査 】

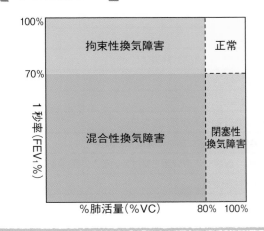

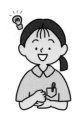

Point

・1秒率（FEV1 %）：1秒間に呼出できる量
（1秒量）を肺活量で割り100を掛けたもの

・%肺活量（% VC）：身長と体重から算出した
予測肺活量に対する実際の肺活量の割合

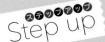 **ステップアップ** **肺の膨らみやすさ～コンプライアンスって？**

肺には，たえず縮もうとする性質があり，これを「弾性」といいます．たえず縮もうとしているため，肺は大気のもとでは，しぼんでしまいます．そのため，胸腔内は大気よりやや低い圧力（陰圧）になっています．

この状態から胸郭を広げると，さらに圧が下がり，肺がふくらんで吸気が発生するわけです．

このときの肺のふくらみやすさを「コンプライアンス」といいます．コンプライアンスが高ければ，肺はふくらみやすいということです．

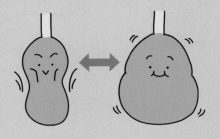

弾性がある　　　コンプライアンス良好

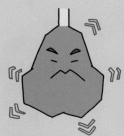

線維化=弾性・コンプ
ライアンスの低下

04 感染性肺炎①（拘束性換気障害）

肺炎って？

　「肺炎」といっても，いろいろな種類があります．感染によって起こる肺炎もあれば，自己免疫や薬剤の副作用によって起こる肺炎もあります．感染によって起こる肺炎は，細菌などの原因物質が肺の中に入りこんできて増殖し，炎症を起こします．それとは異なり，薬剤や自己免疫疾患や原因不明により，肺の中の間質というところに炎症を起こす，「間質性肺炎」という肺炎もあります．

　肺炎は，感染かどうかや炎症部位，感染した場所などで分類されます．

肺炎の種類

感染による肺炎の分類	細菌性肺炎：肺炎球菌性肺炎など
	ウイルス性肺炎：COVID-19（コロナウイルス）肺炎など
	非定型肺炎：マイコプラズマ肺炎など
	真菌性肺炎：アスペルギルス肺炎など
発生場所による肺炎の分類	成人市中肺炎（CAP）：社会生活している人が発症した肺炎
	成人院内肺炎（HAP）：入院48時間以降に新たに発症した肺炎
	医療・介護関連肺炎（NHCAP）：医療ケアや介護を受けている人に発症する肺炎
その他	誤嚥性肺炎，薬剤性肺炎，間質性肺炎など

①感染性肺炎

　感染性肺炎とは，ウイルスや細菌，真菌などの病原体によって起こる急性の肺実質の感染性炎症のことをいいます．肺炎球菌やインフルエンザ桿菌などが主な病原微生物となりますが，原因となる微生物は多岐にわたります．

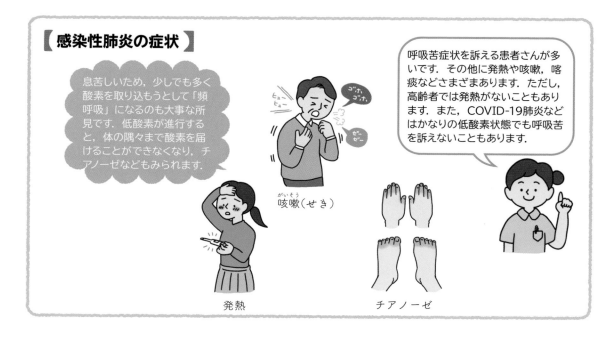

【 感染性肺炎の症状 】

息苦しいため，少しでも多く酸素を取り込もうとして「頻呼吸」になるのも大事な所見です．低酸素が進行すると，体の隅々まで酸素を届けることができなくなり，チアノーゼなどもみられます．

呼吸苦症状を訴える患者さんが多いです．その他に発熱や咳嗽，喀痰などさまざまあります．ただし，高齢者では発熱がないこともあります．また，COVID-19肺炎などはかなりの低酸素状態でも呼吸苦を訴えないこともあります．

咳嗽（せき）

発熱

チアノーゼ

感染性肺炎の検査

聴診などの身体診察に加え，胸部X線検査やCT検査でどのような肺炎かを確認します．

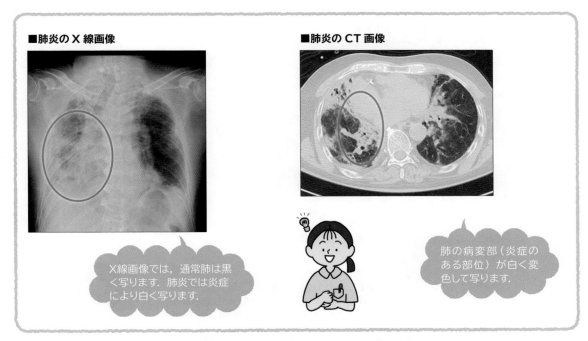

■肺炎のX線画像

■肺炎のCT画像

X線画像では，通常肺は黒く写ります．肺炎では炎症により白く写ります．

肺の病変部（炎症のある部位）が白く変色して写ります．

さらに炎症や特徴的な血液検査所見を示す肺炎もありますので，採血検査でチェックします．肺炎球菌やレジオネラ，マイコプラズマ，COVID-19肺炎などは迅速検査も利用します．

また，問診も大事です．住居環境や周りの人の状況なども確認しましょう．

血液，痰なども忘れずに採取しておきましょう．喀痰のグラム染色や特殊な染色により，菌を推定できることもあります．

感染性肺炎の治療

感染性肺炎治療の基本は抗生剤投与です．ただし，肺炎の原因菌などによって使われる抗生剤が変わります．たとえば非定型肺炎で有名なマイコプラズマ肺炎などは，他の細菌性肺炎で使用するような抗生剤は効きません．そのため非定型なども疑う場合は，抗生剤を2種類使用することもあります．

また，入退院を繰り返しているような患者さんの場合には，耐性菌を保持している可能性が疑われます．そのため広域抗生剤*を使用することもあります．

低酸素血症になっている場合は酸素投与も行います．

市中肺炎で一番多い肺炎球菌性肺炎は，ワクチンなどで予防することもできます．

*広域抗生剤：広域抗菌薬は抗菌スペクトルが広く，広範囲の細菌に効果が期待できる．その反面，薬剤耐性菌も広範囲に選択するリスクがあるため，使用には注意が必要．

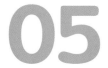

05 感染性肺炎②（拘束性換気障害）

感染性肺炎の種類

　感染性肺炎の種類をみていきましょう．感染性肺炎には以下のようなものがあります．

【 感染性肺炎❶　非定型肺炎（ひ ていけいはいえん） 】

①好発年齢　60 歳未満

②基礎疾患がない，あるいは軽い

③頑固なせき

④胸部聴診所見が乏しい

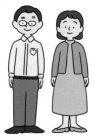 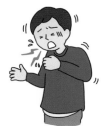 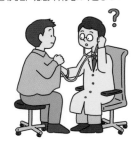

⑤痰がない，あるいは迅速診断法で原因菌らしいものがない

⑥末梢白血球数が 10,000/μL 未満

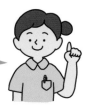

> 以上の①～⑥のうち，4項目以上合致すれば非定型肺炎が疑われます．一般的には*Mycoplasma*属菌，*Chlamydophila*属菌，*Legionella*属菌による肺炎を非定型肺炎とよびます．非定型肺炎には，マイコプラズマ肺炎，クラミジア肺炎，オウム病があります．

【 感染性肺炎❷　急性呼吸促拍症候群（ARDS）（きゅうせい こ きゅうそくはくしょうこうぐん） 】

　急性呼吸促拍症候群（ARDS）とは，原因疾患にかかった後に急性に発症する非心原性肺水腫（ひ しんげんせいはいすいしゅ）のことをいいます．簡単に言うと，「組織に炎症が起こり，隙間ができて水分が漏れ出す病態」です．

　重要なのは非心原性（心臓系が原因ではない）であり，心不全を否定することが重要です．また，敗血症などの重症感染症に対して過剰な輸液をすることでも起こります．

　肺炎や胃酸の誤嚥（ごえん），敗血症，多発外傷，急性膵炎，輸血，脂肪塞栓（そくせん）（脂肪細胞が血管を詰まらせる状態），溺水，刺激性ガスの吸入，心肺バイパス（人工心肺を用いること），血液製剤投与など，さまざまな原因で起こります．

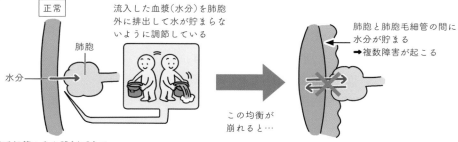

【 感染性肺炎❸　誤嚥性肺炎 】

医療・介護関連肺炎で多い肺炎です．とくに嚥下機能の低下した高齢者などで多くみられます．
また，気管支は心臓があるため左右の角度が異なり，とくに角度が小さい右気管支に食物などが落ちて肺炎
を起こすことが多くあります．

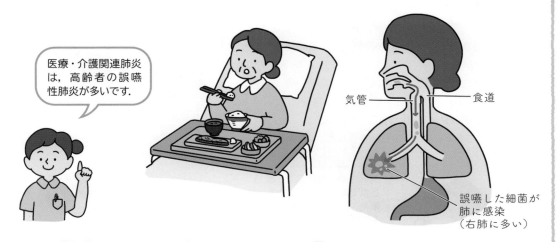

医療・介護関連肺炎
は，高齢者の誤嚥
性肺炎が多いです．

気管　　　食道

誤嚥した細菌が
肺に感染
（右肺に多い）

【 感染性肺炎❹　人工呼吸器関連肺炎（VAP） 】

人工呼吸器関連肺炎（VAP）とは，人工呼吸器開始後48時間以上経過して発症する肺炎のことをいいます．
とくに人工呼吸器開始5日目以降に発症する，晩期VAPが多いです．

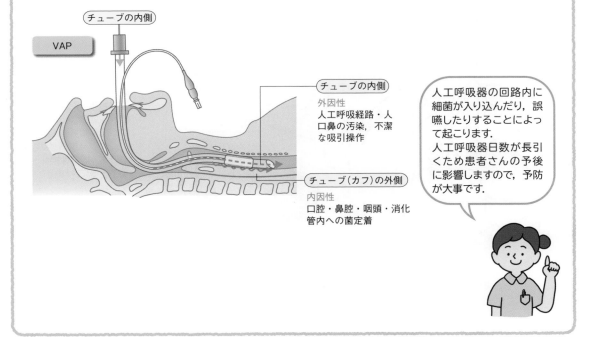

チューブの内側

VAP

チューブの内側

外因性
人工呼吸経路・人
口鼻の汚染，不潔
な吸引操作

チューブ（カフ）の外側

内因性
口腔・鼻腔・咽頭・消化
管内への菌定着

人工呼吸器の回路内に
細菌が入り込んだり，誤
嚥したりすることによっ
て起こります．
人工呼吸器日数が長引
くため患者さんの予後
に影響しますので，予防
が大事です．

06 間質性肺炎（拘束性換気障害）

間質性肺炎って？

　酸素と二酸化炭素を交換する肺胞の中を「実質」，肺胞の壁を「間質」といいます．この壁である間質が厚くなったり，硬くなったりしてガス交換がうまくできなくなる肺炎が「間質性肺炎」です．

【 間質性肺炎の原因 】

①異物の吸入：喫煙，たばこの煙，アスベスト，粉じんなど
②自己免疫性疾患：リウマチ，多発筋炎・皮膚筋炎，シェーグレン症候群など
③薬剤性：アミオダロン，漢方など
④感染性：サイトメガロウイルスやマイコプラズマでも，間質性肺炎のパターンを生じることがあります．
⑤そのほか：サルコイドーシスや特発性など

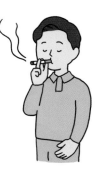
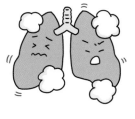

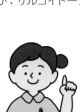

間質性肺炎の原因はさまざまであり，加齢や喫煙，薬剤，自己免疫疾患なども原因となります．

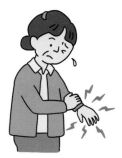

【 肺間質の線維化・肥厚 】

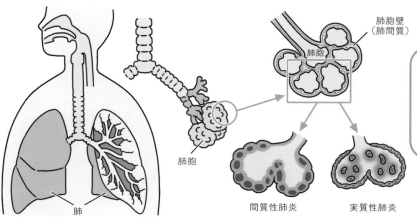

肺胞壁（肺間質）

肺胞

肺胞

肺

間質性肺炎　　　実質性肺炎

肺間質が炎症によって線維化・肥厚した結果，酸素が肺胞内から血管に移動しにくくなり（拡散能の低下），拘束性換気障害が起こります．

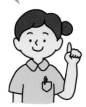

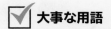
【 間質性肺炎の病態 】

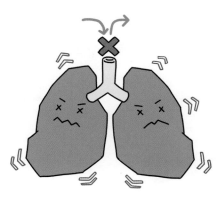

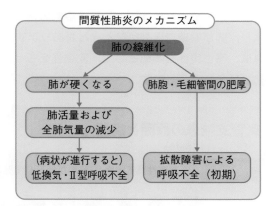

間質性肺炎による呼吸不全は，当初は肺胞・毛細管間の肥厚による拡散障害に起因する
低酸素血症であり，それが進行すると換気障害／肺胞低換気となります．
さらに，低酸素血症に加え高炭酸ガス血症（Ⅱ型呼吸不全）が出現します．

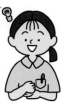

【 間質性肺炎の症状 】

間質性肺炎が重症化すると，息切れや浅く短い呼吸の呼吸困難症状，チアノーゼを認めます．
長期化すると，ばち状指も出現します．
間質性肺炎では，乾性咳嗽（かんせいがいそう）（喀痰を伴わないせき），肺野聴診でファイン・クラックル（ベルクロラ音：布の
マジックテープの剥がれる音，プチプチという音）が出現します．
呼吸機能検査では，肺活量の減少，全肺気量の減少，肺拡散能の低下がみられます．
胸部X線では，肺野にすりガラス様陰影が出現します．

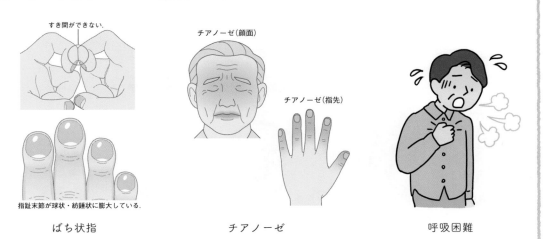

すき間ができない.	チアノーゼ(顔面)	
指趾末節が球状・紡錘状に膨大している.	チアノーゼ(指先)	
ばち状指	チアノーゼ	呼吸困難

07 気管支喘息（閉塞性換気障害）

気管支喘息〜閉塞性換気障害

閉塞性換気障害とは，簡単に言うと「空気をうまく吐けない（呼気がうまくできない）状態」です．

呼気がうまくできない原因として，空気の通り道である気管が狭くなったり，肺胞構造が壊れることにより，肺が収縮できないことなどがあります．

喘息は，慢性炎症を本態として，変動性をもった気道狭窄（き どうきょうさく）（喘鳴（ぜんめい），呼吸困難）やせきなどの臨床症状で特徴づけられる病気です．

【気管支喘息の原因と病態】

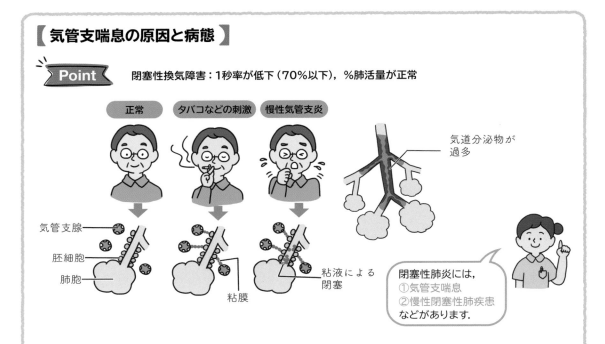

Point 閉塞性換気障害：1秒率が低下（70％以下），％肺活量が正常

正常　タバコなどの刺激　慢性気管支炎

気道分泌物が過多

気管支腺
胚細胞
肺胞

粘液による閉塞

粘膜

閉塞性肺炎には，
①気管支喘息
②慢性閉塞性肺疾患
などがあります．

気道狭窄は気道平滑筋の収縮，気道粘膜の浮腫，気道分泌物の亢進により生じます．慢性炎症により，気道壁が厚く硬くなるほどの気道の構造変化（気道のリモデリングといいます）が起こり，治りにくい状態になります．

罹患率は小児で8〜11％，成人では9〜10％で，高齢で発症することもあります．

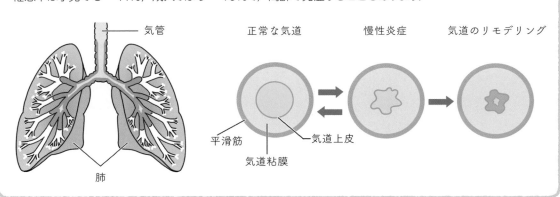

気管

肺

正常な気道　慢性炎症　気道のリモデリング

平滑筋
気道粘膜
気道上皮

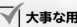
気管支喘息って？

　気管支喘息を一言で言うと「気道が炎症によりむくんでしまい，息がうまく吐けなくなる病気」です．気管支喘息は，気道の慢性炎症，可逆性のある（元に戻る）気道狭窄と気道過敏性の亢進を主体とするアレルギー性疾患ですが，非アトピー性型もあります．

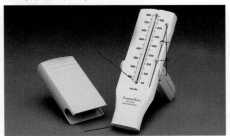

喘鳴，せき　　　　　呼吸困難

喘息の増悪要因

・生物，タンパク質のアレルゲン：ダニ，カビ，ハウスダスト，ペットの毛やフケ，食品（小麦・卵）
・天候や気候：気温，気圧，湿度の変化
・ストレスや運動
・タバコ

気管支喘息の症状

　呼吸困難感は空気を吐けないために，呼気時に生じます．症状が悪化すると吸気時にも呼吸困難感が生じます．

気管支喘息の検査

　呼吸機能検査（スパイロメトリー）で行います．

　しかし，重度発作時などはこのような検査はできないため，聴診にて呼気時のウィーズ音（気管支が狭くなった状態のときに「ピーピー」「ヒューヒュー」という音）が聴こえたり，肺に残気が溜まっているため胸部X線画像にて肺の透過性亢進がみられたり，肺が過膨張しているような像がみられます．

　最大呼気流量（PEF）の予測値あるいは自己最良値に対する%（% PEF）を自分で記載して，自己管理の指針とします．ピークフローメーターは1秒率とよく相関するピークフローを在宅でも測定でき，気道閉塞の存在と程度を客観的に確認できる，簡便で有用な検査です．ピー

ピークフローメーター

% PEF を以下の 3 段階に分類する

グリーンゾーン	イエローゾーン	レッドゾーン
80%以上，安定	50 ～ 80%，コントロール不十分で治療のステップアップを考慮	50%以下，コントロール不良で医師診察も考慮

クフローメーターの使用法は，吹き口（吸い口）を口にくわえ，力いっぱい息を吹くだけです．これで息を吹く力の最大値（ピークフロー）が測定されます．

気管支喘息の治療

　気管支喘息の基本的な治療は，気道炎症を起こす因子（アレルゲン）の回避・除去や投薬による炎症抑制，気管の拡張です．

　気管支拡張作用のあるβ_2刺激薬やアミノフィリンや炎症を抑制する副腎皮質ステロイド薬を使用します．副腎皮質ステロイド薬は投与してから効果が出るまでには時間がかかるため，発作時に即効性があるのはβ_2刺激薬の吸入です．また，気管支喘息は長期管理が必要になることが必須です．その場合は副腎皮質ステロイド吸入薬が基本となり，そこに長時間作用型のβ_2刺激薬などを使用していきます．最近では抗コリン薬の吸入もされるようになりました．

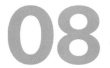

08 慢性閉塞性肺疾患（閉塞性換気障害）

閉塞性換気障害～慢性閉塞性肺疾患（COPD）って？

　慢性閉塞性肺疾患（COPD）は喫煙による煙を主とする有害物質を長期的に吸入することにより生じた，肺の炎症性疾患です．かつては「慢性気管支炎」や「肺気腫」とよばれていた疾患の総称です．

　40歳以上の男性喫煙者に多く，男性の死亡原因の第9位となっています．

　その他，喫煙をしていなくても副流煙や粉じん，化学物質の吸入などでも生じることがあります．

【 慢性閉塞性肺疾患（COPD）の病態 】

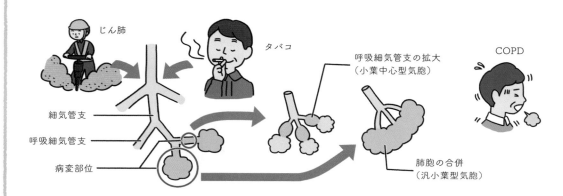

じん肺

タバコ

呼吸細気管支の拡大
（小葉中心型気胞）

COPD

細気管支

呼吸細気管支

病変部位

肺胞の合併
（汎小葉型気胞）

・主な病態は，終末細気管支を含めたより末梢の細胞（肺胞も含む）の破壊です．

・その結果，肺胞や肺胞道，終末細気管支が変形を伴って異常に膨らみ，肺胞内に吸いこまれた空気をうまく呼出できなくなり，滞った空気を抱えるようになる疾患です．

・当初より肺気腫自体に加えて，換気・血流分布異常も加勢し低酸素血症（Ⅰ型呼吸不全）となります．

・病初期には健常部分が頑張って換気・血流比を上げ高炭酸ガス血症を阻止します．

・しかし，病変が拡大すると肺胞低換気が広がり，高炭酸ガス血症（Ⅱ型呼吸不全）も出現するようになります．

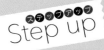

Step up

喫煙指数（ブリンクマン指数）～タバコとCOPD

　喫煙指数（ブリンクマン指数）は，1日の喫煙本数と，タバコを喫い始めてからの喫煙年数から計算することができます．

　この喫煙指数の値によって肺がんや咽頭がん，そして慢性閉塞性肺疾患（COPD）のリスクが高まります．たとえば1日40本，20年間喫煙していると40（本）×20（年）で喫煙指数は800となります．この喫煙指数が700を超えると，前述の疾患にかかるリスクが高くなるといわれています．

慢性閉塞性肺疾患（COPD）の症状

　慢性閉塞性肺疾患（COPD）の症状は慢性的な労作時呼吸困難，咳嗽，喀痰，喘鳴などです．長期経過で進行するため，患者さん本人が気づいていないことも多いです．

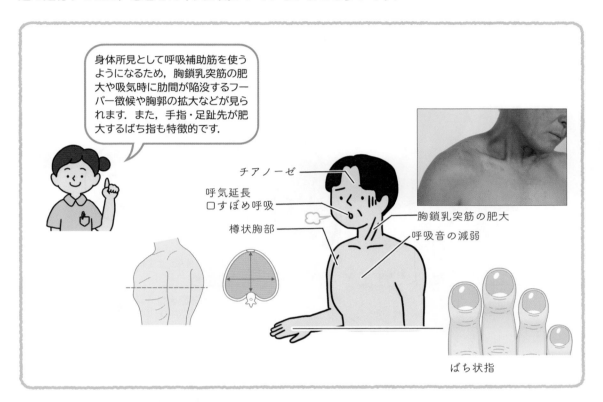

慢性閉塞性肺疾患（COPD）の検査

　胸部X線検査にて肺の過膨張，透過性の亢進，ビア樽状肺，横隔膜の平低化や心臓の狭小化を確認します．CT検査では，気腫像や気管支の肥厚，慢性炎症所見などがみられます．気腫像がみられなくても末梢気道病変有意のものもあります．

　呼吸器機能検査では，気管支喘息と同じように1秒率の低下がみられます．

慢性閉塞性肺疾患（COPD）の治療

　喫煙などの場合はまずは禁煙であり，また原因物質曝露の回避です．

　薬物療法は抗コリン薬の吸入がメインであり，その他には気管支喘息と同様にβ_2刺激薬の吸入なども行います．

　喘息病態の合併の場合は，副腎皮質ステロイド吸入薬も追加します．安定期と増悪期に分けて管理していきます．急性増悪期には副腎皮質ステロイド薬の全身投与も効果があるとされています．

　また，慢性閉塞性肺疾患（COPD）の患者さんは，肺炎などにかかると重症化しやすいため，インフルエンザや肺炎球菌のワクチン接種なども重要です．

09 気胸

気胸って？

　気胸とは，何らかの原因により肺に穴があいてしまい，肺外に空気が漏れてしまう状態です．原因は外傷などによる物理的損傷や肺にできた「ブラ」「ブレブ」といわれる袋が自然に破れてしまうことにより生じます．

　自然気胸は男性に多く，10〜20代の高身長，やせ型の人に多い傾向があります．また，喫煙などもリスクになります．

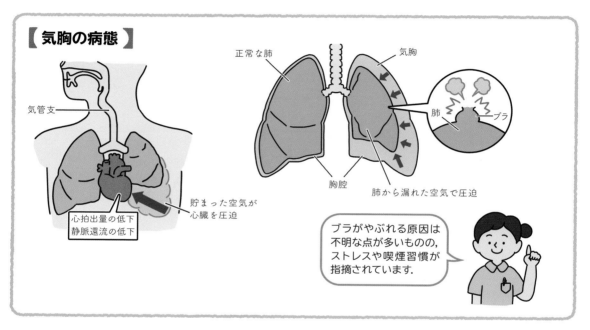

【 気胸の病態 】

気管支

正常な肺

気胸

肺

ブラ

胸腔

肺から漏れた空気で圧迫

貯まった空気が心臓を圧迫

心拍出量の低下
静脈還流の低下

> ブラがやぶれる原因は不明な点が多いものの，ストレスや喫煙習慣が指摘されています．

気胸の分類と原因

　気胸は，さまざまな原因により胸腔内に空気が流入・貯留し，肺が虚脱した状態です．

　原因によって，「自然気胸」「外傷性気胸」「医原性気胸」に分類されます．また，気胸の虚脱度によっても I 度（軽度）〜 III 度（高度）まで分類されます．

■気胸の分類

自然気胸	外傷性気胸	医原性気胸
特発性気胸：肺囊胞（ブラ，ブレブ）の破裂 続発性気胸：慢性閉塞性肺疾患（COPD）・肺がんなどの基礎疾患，月経随伴性気胸など	胸部外傷に伴う肋骨骨折や胸壁・気管・食道の損傷によって生じる	中心静脈カテーテル挿入などの医療行為によって生じる

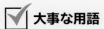
■気胸の虚脱による分類

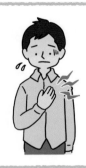

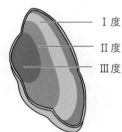

Ⅰ度
Ⅱ度
Ⅲ度

Ⅰ度（軽度）：肺尖が鎖骨レベルまで
Ⅱ度（中等度）：軽度と高度の中間
Ⅲ度（高度）：完全虚脱

気胸の症状

　呼吸苦や突然の胸痛，咳嗽（がいそう）などがみられます．進行していくと頻脈（ひんみゃく）や冷汗，血圧の低下などもみられます．

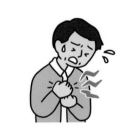

胸痛

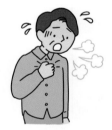

呼吸困難

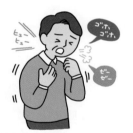

乾性咳嗽（乾いたせき）（かんせいがいそう）

気胸の検査

　胸部X線画像で肺の虚脱を確認します．最近では超音波（エコー）検査でも確認できます．

X線画像では，左肺と比べると右肺がより黒くみえます．これは肺胞の虚脱によるものです（➡部分）．
CT画像でも，虚脱によって左肺がしぼんだ状態となって，胸腔に空気がたまっているのがわかりますね．
また，気胸の治療は肺の虚脱具合によって経過観察が胸腔ドレナージとなります．

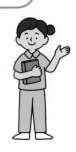

■気胸のX線画像

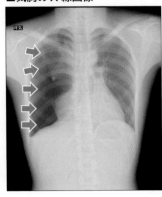

■気胸のCT画像

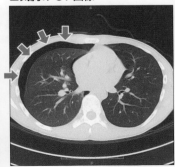

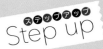 # 胸腔ドレナージって？

ドレナージチューブを胸腔に挿入します．胸腔に挿入したチューブは体外で専用の逆流防止機能のついたチェストドレーンバッグなどに接続します．また，肺の穴が大きく漏れる空気の量が多すぎる場合はチューブに陰圧をかけたり，追加でチューブを入れたりすることもあります．

発症から時間経過のある（1週間など）気胸の場合，急激に肺を膨らませて戻すと再膨張性肺水腫を引き起こす可能性もあるため注意が必要になります．

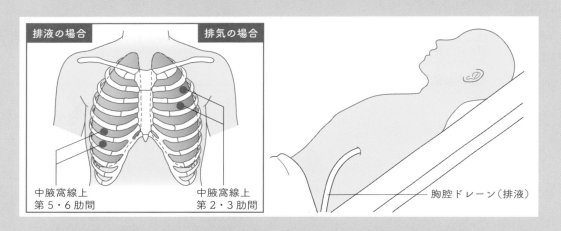

■胸腔ドレーン留置後のX線画像

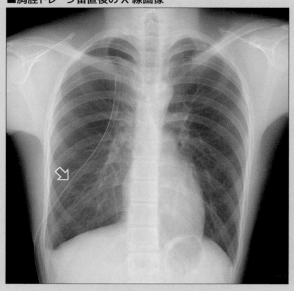

このX線画像は，胸腔ドレーンを留意した後のものです．➡で示された上方向に伸びている細長く，白く見えているのが胸腔ドレーンです．

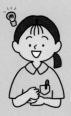

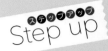

動脈血液ガス検査について

呼吸状態を知ることのできる動脈血酸素飽和度は「動脈血ガス分析」といって，末梢の動脈の血液を採取して検査します．なお動脈に針を刺す行為は，医師しか行えません．

病棟に入院している患者さんでは，パルスオキシメーターという機器で簡易的に動脈血酸素飽和度を測定しています．

【動脈血ガス分析の基準値】

PaO_2　動脈血酸素分圧	動脈血中の酸素分圧　正常：90～100mmHg
SaO_2　動脈血酸素飽和度	動脈血中の酸素飽和度　正常：96～99%
$PaCO_2$　動脈血二酸化炭素分圧	動脈血中の二酸化炭素分圧　正常：35～45mmHg

【パルスオキシメーター】

パルスオキシメーターは，簡便かつ非侵襲的で連続的に酸素飽和度を監視することができます．

酸素と結合したヘモグロビン（酸素化ヘモグロビン）は鮮紅色を呈し，酸素を放出したヘモグロビン（脱酸素化ヘモグロビン）は，暗赤色を呈しています．また，酸素化ヘモグロビンは赤外光をよく吸収し，還元ヘモグロビンは赤色光をよく吸収するという特徴があります．この特徴を利用し，赤色光と赤外光の異なった2種類の波長の光をあて，それぞれの透過率から酸素飽和度を求めています．このとき光の透過率の測定は動脈血の酸素飽和度だけでなく，静脈血や組織の値も含めて測定してしまいます．

それでは正確に動脈血の酸素飽和度の測定ができないため，静脈血や組織の成分を除去するように工夫がされています．それは，静脈血や組織の容量成分がほとんど変化しないのに対し，動脈血は脈拍に同期して常に変動しているからです．その変化している分だけを検出すれば，動脈血のみの酸素飽和度を知ることができます．

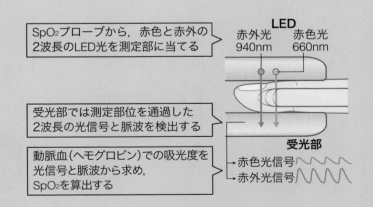

10 肺がん①

肺がんって？

　気管，気管支および肺胞に発生する悪性腫瘍を総称して「肺がん」といいます．そのなかには，気管支から肺胞の間に発生した原発性肺がんと，転移性肺がんがあります．

　さらに，原発性肺がんには上皮性の悪性腫瘍と，非上皮性の悪性腫瘍（肉腫）があります．

　がんの死亡者数では男性と男女計で第1位となっています（2021年人口動態統計がん死亡データ）．

【 **肺がんの発症部位による分類** 】

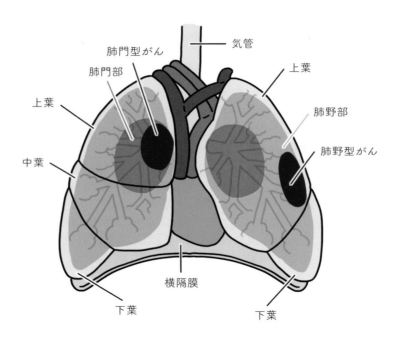

肺門型がん
気管
肺門部
上葉
上葉
肺野部
中葉
肺野型がん
横隔膜
下葉
下葉

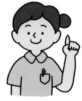

肺がんの危険因子には，喫煙などの生活習慣，アスベストなどの粉じん，放射線被曝などがあります．

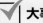
肺がんの分類

　肺がんは，腺がん，扁平上皮がん，神経内分泌腫瘍，大細胞がんに分類されます．腺がんが最も多く，過半数を占めています．

　なお，臨床的には治療法の決定のため非小細胞がん，小細胞がんに分けられることが多いです．さらに，がんの発生部位によって中枢型（肺門型），末梢型（肺野型）に分けられます．

■肺がんの組織分類

	種類	発生部位	特徴
非小細胞がん	腺がん	・肺がんのなかで最も多い ・末梢の肺野に発生する	・リンパ行性，血行性の転移を起こす
	扁平上皮がん	・腺がんに次いで多い ・肺門部に発生する	・喫煙との関連が深い ・気管支内腔を閉塞するように発育するため，無気肺や閉塞性肺炎を合併しやすい ・咳嗽，血痰，発熱などの症状が早期より出現する ・ほかの臓器への転移は比較的遅い
	大細胞がん	・腺がんと扁平上皮がんとの混合	・増殖が速い
	その他（腺扁平上皮がん，多形がん，カルチノイド腫瘍など）		
小細胞がん	主な関節	・腺がん，扁平上皮がんに次いで多い ・肺門に発生する	・進行が早く，発見時にはリンパ節やほかの臓器に転移していることが多い ・放射線や化学療法に対する感受性が高い

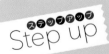 **TMN 分類ってなに？**

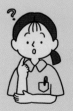

がんの進行度はTNM分類によって示されます．
T因子：Tumor，原発腫瘍の進展度
N因子：Lymph Node，所属リンパ節転移の有無
M因子：Metastasis，遠隔転移の有無治療の目安とするため，がんがどれくらい進んだのかで分類する方法です．
「T」は原発のがんの広がり，「N」はがん細胞のリンパ節への転移の有無と広がり，
「M」は原発から離れた臓器への遠隔転移をあらわします．

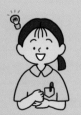

11 肺がん②

肺がんの症状

　肺がんには特別な症状はありません．しかし，何らかの症状が出現したときにはがんが進行している場合が多いです．発生した部位や進行度，転移の状況によって，多様な症状が出現します．肺野型の場合には発症してから症状を呈するまでが長く，肺門型の場合には比較的早期から症状があらわれます．

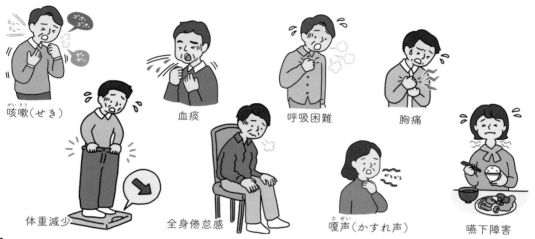

咳嗽（せき）　　血痰　　呼吸困難　　胸痛　　体重減少　　全身倦怠感　　嗄声（かすれ声）　　嚥下障害

【症状】

咳嗽，喀痰，血痰	気管支壁，胸壁への浸潤によって起こる．初期には無症状であることが多い
呼吸困難，胸痛	太い気管支の閉塞，対側肺への転移，胸膜・心膜への浸潤，転移が生じることによって起こる．浸潤が胸膜や肋骨，脊椎に及ぶと強い胸背部痛があらわれる
体重減少，全身倦怠感，心悸亢進	疾患の進行による全身状態の悪化によって起こる
嗄声	縦隔リンパ節への転移によって反回神経をおかされることであらわれる
ホルネル症候群，パンコースト症候群	ホルネル症候群：頸部交感神経の障害によって起こる．一側の眼裂狭小，眼瞼下垂，眼球陥凹，縮瞳，発汗異常 パンコースト症候群：上腕神経叢や頸部交感神経節へのがん浸潤で起こる．上肢の疼痛，同側の手の筋萎縮，同側のホルネル症候群を示す
上大静脈症候群	肺がんが縦隔へ進展して，上大静脈，腕頭静脈を圧迫・閉塞することで，顔面や上肢の腫脹，浮腫，胸壁静脈の怒張などがあらわれる
嚥下困難，頻脈，不整脈，うっ血性心不全	腫瘍やリンパ節転移が進行することであらわれる
閉塞性肺炎，無気肺	腫瘍によって気管が閉塞し，末梢肺野の虚脱や肺炎を起こして，発熱，呼吸困難などがあらわれる

【転移】

①肝臓への転移	疼痛（圧痛など），悪心，早期満腹感などが生じ，最終的に肝機能不全を引き起こす
②脳への転移	行動変化，錯乱，失語，痙攣発作，不全麻痺または麻痺，悪心および嘔吐などが生じ，最終的に昏睡および死を引き起こす
③骨への転移	重度の疼痛と病的骨折を引き起こす
④副腎への転移	副腎機能不全を引き起こす

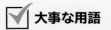
肺がんの検査

　胸部のX線検査，CT検査，PET-CT検査などの画像検査，喀痰（かくたん）による細胞診，気管支鏡検査による細胞診や組織診が行われます．喀痰細胞診は，肺門部にできたがんの検査に有用です．

肺がんの治療

　治療方針は，組織型・特徴，臨床病期，パフォーマンス・ステータス(PS)，臓器機能，合併症，年齢などを考慮して決定されます．

　治療方法には，手術療法(外科療法)，放射線療法，薬物療法があり，これらを単独で，または複数を組み合わせた集学的治療を行います．

①手術療法	肺葉切除術：右肺（上葉，中葉，下葉），左肺（上葉，下葉）の肺葉を切除 肺全摘術：片側の肺をすべて切除 縮小手術：腫瘍が小さいときに行われる．区域切除，部分切除（楔状切除） リンパ節郭清術：肺がんはリンパ節に転移しやすいため，周囲のリンパ節を切除
②放射線治療	放射線を腫瘍に照射し，DNAを損傷することによって細胞を傷害し，腫瘍の縮小や消失をはかる．治療を目的に行う根治的放射線治療と，骨や脳などへの転移によって起こる症状を緩和する目的で行う緩和的放射線治療がある
③薬物療法（化学療法）	殺細胞性抗がん薬，分子標的治療薬，血管新生阻害薬，免疫チェックポイント阻害薬

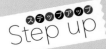 ステップアップ **Step up　パフォーマンス・ステータスってなに？**

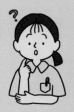

アメリカの腫瘍学団体のEastern Cooperative Oncology Group (ECOG) によって定められた全身状態の指標の1つです．がん患者の身体機能評価として，世界的に広く用いられています．

Grade 0：無症状で問題なく社会活動ができる．制限を受けることなく発病前と同等にふるまえる

Grade 1：軽度の症状があり，肉体労働は制限を受ける．歩行，軽労働や座ってする作業はできる

Grade 2：歩行や身の回りのことは可能だが，ときに少し介助がいることもある．軽作業はできない．日中の50%以上は起居している

Grade 3：身の回りのことはある程度はできるが，しばしば介助がいる．日中の50%以上は就床している

Grade 4：身の回りのことができない．常に解除が必要で，終日就床が必要である

(Eastern Cooperative Oncology GroupのPerformance Statusをもとに作成)

ステップアップ

酸素療法って？

みなさんも患者さんが入院してベッドに寝ているときに，酸素マスクをしているのを見たことがあるかもしれません．あれも酸素療法の一つです．

臨床現場において酸素療法はとても大事な治療です．現在，酸素療法では，さまざまな医療機器が登場しています．鼻カニュレや酸素マスクといった低流量（流れてくる酸素量が少ない）のものから，ベンチュリーマスクやインスピロンマスク，NHFCといった高流量（流れてくる酸素量が多い）のものなどがあります．

機械補助になると非侵襲的陽圧呼吸や人工呼吸器といった機械もあります．また，COVID-19パンデミックで有名になったVVECMOなども呼吸補助の機器としてあります．

低流量システム	高流量システム
・酸素ガスの供給量が30L/分以下 ・患者の呼吸様式によって酸素濃度が変化する	・酸素ガスの供給量が30L/分以上 ・患者の呼吸様式にかかわらず安定した吸入酸素濃度を維持することができる
鼻カニュラ	ベンチュリーマスク
・酸素吸入をしながら会話や食事が可能 ・常時口呼吸の患者には効果が期待できない ・酸素流量が多い場合（とくに5L/分以上）は鼻の違和感が増強し，酸素濃度の上昇も期待できないため推奨されていない	・ベンチュリー効果*を利用することで高流量を作り出せる ・ダイリューターを変更すると酸素濃度が調整可能となり，最大50％までの酸素濃度の投与が可能 ・吸入酸素濃度の調整が必要なII型呼吸不全患者などに適している
簡易酸素マスク	ネブライザー式酸素吸入器
・酸素流量が少ない場合，マスク内に呼気がとどまり呼気を再吸入する可能性があるため，5L/分以上の酸素流量を維持する ・高二酸化炭素血症が懸念される場合は，CO_2ナルコーシス（p.029参照）の危険がある	・ベンチュリーマスクの効果にネブライザー機能を備えたもの ・充分な加湿を補い，ダイヤルで酸素濃度を調整が可能 ・開胸術後で痰喀出困難患者などに適している
開放型酸素吸入システム	高流量ネブライザー式酸素吸入器
・マスクが開放されており，少ない流量でも呼気の再吸入を防ぐことができる ・酸素の噴出方向が鼻に向けて傾けてあり，効率的に酸素吸入が可能 ・圧迫感が少なく，飲水や会話，喀痰吸引がしやすい	・ベンチュリー効果※を利用して，酸素濃度40～98%までの高濃度酸素投与を安定して行うことが可能 ・低流量もしくは高流量システムによる酸素投与でも十分な効果が得られない患者から，人工呼吸器や非侵襲的陽圧換気（NPPV）療法を要する患者までが適応となる ・酸素流量は最大35L/分が必要であり，専用の高流量の酸素流量計を使用する
リザーバー付酸素マスク	高流量鼻カニュラ：HFNC
・リザーバーバッグ内に酸素を貯めて，60%以上の高濃度酸素が必要な場合に選択する ・一方弁が正常に作動しているか，リザーバーバッグが充分に膨らみ，吸気時はリザーバーバッグがしぼむことを確認する ・マスクが顔に密着していないと，吸気時にもマスク周囲の空気がマスク内へ吸い込まれるため，吸入濃度は安定しない	・酸素ガスを加温加湿することで，30～60L/分の高流量酸素投与が可能 ・酸素濃度は21～100％で設定できる ・高流量で酸素投与を行うことにより，鼻腔や頭蓋腔といった解剖学的死腔の洗い流し効果で，二酸化炭素の再吸収を抑えて換気補助し，呼吸仕事量・呼吸困難感を軽減する ・会話，飲食，排痰も可能でマスクによる閉塞感もないため，ADLが維持できる

*ベンチュリー効果：小さな出口から高圧の酸素を流してジェット流を作ると，ジェット流の周囲が陰圧になります．ここから空気を引き込み酸素と空気を混合します．通常，酸素流量計は最大15L/分が最大となり30L/分には足りません．そこで，ベンチュリー効果を利用して，30L/分以上の酸素流量を作ります．

CO$_2$ ナルコーシス

人間の呼吸の調整は酸素と二酸化炭素で行っています．とくに健常な人は血液中の二酸化炭素濃度により呼吸を調整していますが，慢性閉塞性肺疾患（COPD）のように閉塞性肺障害の人では，もともと二酸化炭素が貯留しているため二酸化炭素濃度に対して反応が鈍くなっています．その分，酸素に対しての反応が過敏になります．

COPD増悪によって低酸素に陥った場合，高濃度酸素を投与すると酸素が入ってきたことに体が安心してしまい，今まで頑張っていた呼吸が抑制されてしまいます．そうなると逆に呼吸が抑制されてしまうわけですから，体内には二酸化炭素の貯留が生じてしまいます．

体内の二酸化炭素濃度が上昇すると意識障害が生じ，さらに呼吸抑制が生じます．体内に二酸化炭素が大量に貯留すると二酸化炭素は酸性物質のため体が酸性化（呼吸性アシドーシス）していき危険な状態になります．

よくCOPDの患者さんに対して酸素投与は危険といって，低酸素状態でもあまり酸素投与をしてはいけない，と都市伝説のようになっていますが，低酸素状態はもっと危険です．酸素飽和度90％前後の安全域を目標に酸素投与を行います．CO$_2$ナルコーシスを起こすからといって極度の低酸素状態を放置してしまっては危険です．

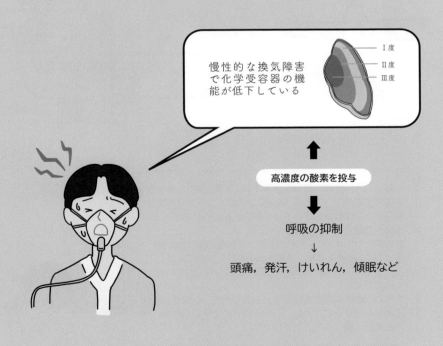

慢性的な換気障害で化学受容器の機能が低下している

Ⅰ度
Ⅱ度
Ⅲ度

高濃度の酸素を投与

呼吸の抑制
↓
頭痛，発汗，けいれん，傾眠など

12 心不全①

循環って？

　循環とは，全身をめぐる血液の流れのことをいいます．心臓から拍出された血液が動脈，毛細血管を通り，静脈を経て再び心臓に戻り，戻ってきた静脈の血液が肺を流れ酸素を取り込み，また心臓へと戻り全身に拍出される一連の流れです．

　ここでは「心臓が左と右に分かれている」，と考えるとわかりやすいです．肺で酸素を受け取った血液を全身に送りだす「左心系」と全身から帰ってきた血液を受け取り，肺に送り出す「右心系」に分かれます．

【 心臓のポンプ機能と血液の流れ 】

■血液の循環

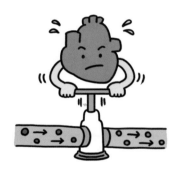

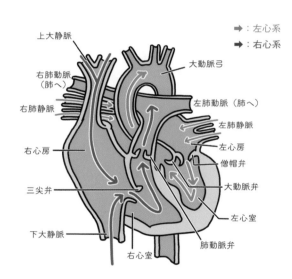

➡：左心系
➡：右心系

上大静脈
右肺動脈（肺へ）
右肺静脈
右心房
三尖弁
下大静脈
右心室
大動脈弓
左肺動脈（肺へ）
左肺静脈
左心房
僧帽弁
大動脈弁
左心室
肺動脈弁

心臓のはたらきは，身体のすみずみ（末梢組織），肺へ血液を送り出すポンプであり，左右に2つのポンプがあります．
左のポンプは身体のすみずみ（末梢組織）へ，右のポンプは肺へ血液を送り出します．
左右の2つのポンプはそれぞれ2つの部屋（前室と後室）を持っていると考えます．つまり，左のポンプの前室が左心房で，後室が左心室，右のポンプの前室が右心房で，後室が右心室です．
すべての臓器や器官は血液を必要とします．心臓それ自体に栄養を送り込むために，心拍出量の1/20（300mL/分）の血液が心臓に供給されています．

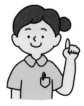

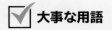
心不全って？

　心不全とは，「なんらかの心臓機能障害，すなわち，心臓に器質的および/あるいは機能的異常が生じて心ポンプ機能の代償機転が破綻した結果，呼吸困難・倦怠感や浮腫が出現し，それに伴い運動耐容能が低下する臨床症候群」と定義されます（循環器学会ガイドライン）．

【 心不全の病態 】

心臓のポンプ機能が障害されると……

▸ **Point**

心不全の病態は，簡単に言うと，「全身に血液を送りだす心臓の機能が低下し息切れやむくみが生じ，だんだん悪化していき，生命を縮める病態」です．

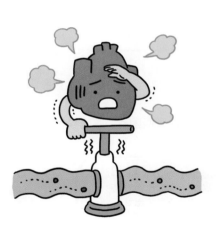

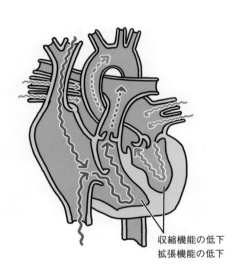

収縮機能の低下
拡張機能の低下

　心不全は，心臓の構造もしくは心臓の機能に異常が生じることによって心臓のポンプ機能が急激に低下し，血液を送り出すこと（駆出）が障害されている状態です．つまり，血液の受け渡しがうまくいかなくなっている状態と覚えておきましょう．血液の受け渡しができないところで血液の交通渋滞が起きてしまい，うっ血，つまり血液のたまり場ができてしまいます．どこで血液の渋滞が起こるかで症状が変わってきます．多くは左心系の問題，右心系の問題，血管の問題で生じます．

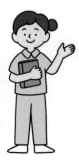

13 心不全②

心不全の分類と症状

　循環は全身から帰ってきた血液を肺に送る右心系と，肺によって酸素化された血液を全身に送り出す左心系，全身に血液を運搬する血管に分けられる，ということは先ほどお話ししました．

　心不全は右心系が障害されているのか，左心系が障害されているのかによって，「右心不全」と「左心不全」に分けられます．

【 心不全の分類 】

右心不全：末梢静脈，頸静脈怒張，肝腫大，下肢浮腫，胸水，腹水 など

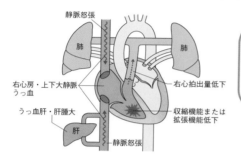

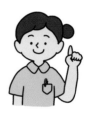

右心不全では右心→肺→左心の血液の輸送がなくなり静脈系に血液が貯留するため，右心系より手前の臓器でうっ血が起こります．代表的なのは肝うっ血です．

左心不全：血圧低下，全身倦怠感，四肢冷感，尿量低下，呼吸困難，喘鳴 など

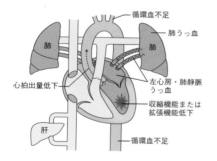

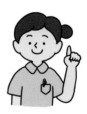

左心不全の症状の基本は呼吸苦，息切れなどが主な症状です．
左心から血液を前に出せなくなり血液の交通渋滞が肺で起こってしまうからです．

【 心不全の症状 】

心不全になると，肺に水分がたまる「肺うっ血」と体への血流が低下する「低灌流」になります．

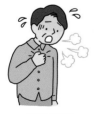

呼吸困難

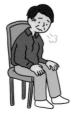

全身倦怠感

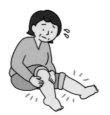

浮腫

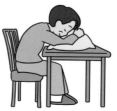

起坐呼吸

肺うっ血が進行すれば呼吸困難や倦怠感，浮腫，起坐呼吸などの症状が出現します．

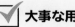
心不全の検査

　血液検査（BNPの上昇），心電図，胸部X線検査，心エコー検査，CT，MRI，核医学検査，心臓カテーテル検査，歩行試験や運動負荷試験による運動耐容能評価などが行われます．

　胸部X線検査では，心陰影の拡大（心胸郭比（CTR）＞50％）がみられます．肺浮腫の進行例では，バタフライシャドウとよばれる特徴的な所見が認められます．

【心胸郭比（CTR）】

心胸郭比（cardiothoracic ratio：CTR）とは，胸部単純X線撮影における，心陰影の最大幅と胸郭の最大幅との比のことです．50％未満であれば正常，50％以上であれば心拡大とされます．

心不全では，循環血液量が増大することにより，このCTRの拡大がみられることがあります．

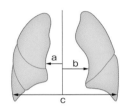

心胸郭比（％）

$$= \frac{心臓の幅（A）}{1番広い胸郭（B）} \times 100$$

男性：50％以下
女性：55％以下

Point

心不全で心臓内に血液がうっ滞したり血管内の水分量が多くなったりすると，心臓の内腔が大きくなって「心拡大」となり，心胸比が大きくなります．心胸郭比50〜55％以下が正常です．

【バタフライシャドウ】

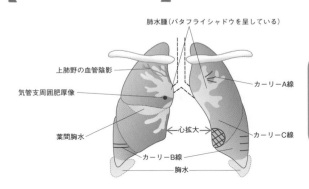

肺水腫（バタフライシャドウを呈している）
上肺野の血管陰影
気管支周囲肥厚像
葉間胸水
カーリーB線
胸水
カーリーA線
心拡大
カーリーC線

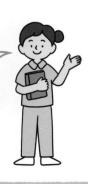

左図のうすいムラサキ色で示した部分が「バタフライシャドウ」です．蝶が羽を広げているように見えることから，このような名前でよばれています．

Step up ステップアップ 「急性心不全」と「慢性心不全」

　急性心不全は，心筋梗塞など，急激な循環動態の変化を伴い，急速に発症した心不全です．一方，慢性心不全は，高血圧が長期間続くなど，長期にわたる心臓機能の低下によって生じた，しだいに進行していく心不全です．ただし，急性心不全から慢性心不全に移行する場合もあります．たとえば，心筋梗塞で急性心不全が生じたあと，心筋の再構築が進んでいくと，慢性心不全に変化していきます．

14 急性冠動脈症候群（虚血性心疾患）

冠動脈って？

　心臓は冠動脈とよばれる右冠動脈，左冠動脈本幹より分岐する左前下行枝，左回旋枝とよばれる血管により栄養されています．

　虚血性心疾患とは，この血管の狭窄や閉塞により心臓における酸素需要と供給のバランスが崩れ，心筋の一部が虚血に陥ることをいいます．最も多くみられるのは，動脈硬化などにより心臓を栄養する血管が細くなったり，動脈硬化部分のプラークの破裂などにより血栓形成され閉塞してしまったりすることです．

　虚血性心疾患は，①急性冠症候群と②慢性冠動脈疾患に大別されます．

【 冠動脈の構造と機能 】

冠動脈立体図

冠動脈平面図

右冠動脈
右回旋枝

左冠動脈
主幹部

左回旋枝(LCX)

右冠動脈(RCA)
洞房結節枝(SN)

左冠動脈(LCA)
左回旋枝(LCX)
鈍縁枝(OM)

円錐枝(CB)
中隔枝
前右室枝(RVB)
房室結節枝(AVN)

対角枝

後下行枝
(PD)

前左室枝
(LVB)
後側壁枝(PL)

房室枝

左前下行枝(LAD)　鋭縁枝(AM)　後下行枝　左前下行枝(LAD)

心臓に血液を供給するのは大動脈の基部から分枝する冠動脈です．冠動脈には左冠動脈（left coronary artery：LCA）と右冠動脈（right coronary artery：RCA）の左右2本があります．左冠動脈は大動脈より斜め左に進み，心臓の左半分を，右冠動脈は斜め右に進み，右半分をカバーしています．
これらの動脈は，その分枝とともに心臓全体を包み，冠状にみえるので「冠動脈」とよばれます．
心筋は，冠動脈を通じて酸素や栄養を受けています．

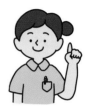

冠動脈の栄養部位

大動脈 ➡ 左冠動脈 ➡ 左回旋枝と前下行枝 ➡ 左心房，左心室，心室中隔の大部分を栄養

大動脈 ➡ 右冠動脈 ➡ 後下行枝 ➡ 右心房，右心室の側壁から後壁にかけての部分，心室中隔後方の一部を栄養

急性冠症候群

　急性冠症候群が疑われた場合，症状，心電図，心筋バイオマーカー（トロポニン）などが重要となってきます．検査結果や状態によって，❶ST上昇型心筋梗塞，❷非ST上昇型心筋梗塞，❸不安定狭心症に分類されます．

【急性冠症候群（ACS）】

急性冠症候群とは心臓を栄養する血管である3本の冠動脈に「プラーク」とよばれる冠動脈粥腫が破綻，およびそれに伴う血栓形成により冠動脈が狭くなってしまい，狭窄や閉塞を引き起こし，心臓の心筋への血流が減少したり途絶えたりすることをいいます．

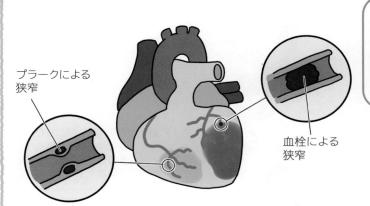

プラークによる
狭窄

血栓による
狭窄

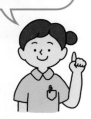

完全に冠動脈が閉塞してしまうと心筋が壊死してしまうため，緊急に処置が必要となります．心筋に酸素を供給している冠動脈の血流が不足することで，心筋が一時的に虚血状態となるため，「虚血性心疾患」といわれます．

【危険因子】
加齢，性別，動脈硬化，コレステロール代謝異常，高血圧，喫煙，肥満，飲酒，糖尿病など

❶ST上昇型心筋梗塞
急性心筋梗塞とは冠動脈内のプラークの破綻による血栓形成や，血栓により完全に冠動脈が完全に閉塞した状態のことをいいます．閉塞部位より下流に血行障害が起こり，心筋虚血が長時間続くことで心筋細胞が壊死に至ります．心電図で閉塞している部位を予測することができます．

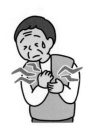

❷非ST上昇型心筋梗塞
非ST上昇型心筋梗塞では冠動脈本幹の完全閉塞ではなく，99％狭窄であったり，細い冠動脈の梗塞，もしくは多枝病変などの多彩な病態があります．

❸不安定狭心症
不安定狭心症とは冠動脈の狭窄が高度に進行しており，いつ完全閉塞（梗塞）を起こしてもおかしくはない状態のことをいいます．労作性狭心症などと比較し，安静にしていても長時間，胸部絞扼感（胸が締め付けられるような感じ）が生じます．

15 慢性冠動脈疾患（虚血性心疾患）

慢性冠動脈疾患

　冠動脈の一部が動脈硬化により狭窄（きょうさく）して起こる慢性冠動脈疾患には，運動時など心臓に負担がかかったときなどであらわれる「労作性狭心症」と，冠動脈がけいれんすることで胸痛などを感じる「冠攣縮（かんれんしゅく）性狭心症」があります．

❶労作性狭心症

冠動脈に狭窄があり，労作時などに心臓が多くの酸素を求めるような状況で狭窄のせいで酸素を送り届けられない状態となって胸部絞扼感などが生じます．安静にすると戻ります．

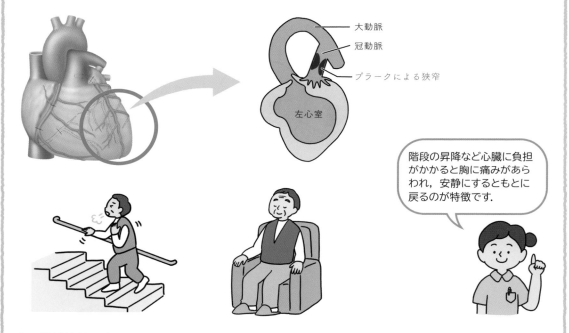

❷冠攣縮性狭心症

プラークの破綻による血栓形成や血栓による閉塞とは異なり，冠動脈が攣縮（スパズム）を起こし，冠動脈自体が狭窄してしまい，心筋梗塞と同じ病態を引き起こすものをいいます．

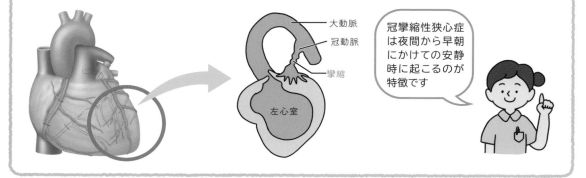

虚血性心疾患の症状（狭心症・心筋梗塞）

　狭心症の症状と心筋梗塞の症状では「胸痛」は共通しますが，特徴がすこし異なります．

【 狭心症と心筋梗塞の症状の特徴 】

狭心症	心筋梗塞
狭心痛の患者さんは，よく「喉がつかえる」という訴えをします．また，「胃のあたりが痛い」という訴えもよくあります．	心筋梗塞の患者さんは，「悪心」を訴えることがよくあります．また，心窩部痛の訴えは，消化器症状と間違われる場合もあります．
・主に前胸部，胸骨の裏側に痛みが出現する ・痛みは前胸部から肩，首に広がる場合と前胸部から心窩部のほうへ広がる場合がある	・前胸部や心窩部． ・肩，腕，背部，頸部に放散する疼痛がみられることもある（放散痛）．
・前胸部が「絞めつけられる」「圧迫される」 ・「胸が焼ける」「胸が熱い」などの灼熱感 ・「胸がモヤモヤする」「胸が何となく不快」	・激烈な胸痛，絞扼感，圧迫感として表現される． ・心筋梗塞発症時の疼痛は，冷汗や脱力感，呼吸困難，悪心，嘔吐を伴うことが多くある．

胸の激痛　　　冷汗　　　悪心

放散痛が生じる部位

背部　頸部　肩　腕　前胸部

虚血性心疾患の検査

　狭心症，心筋梗塞とともに心電図検査は必須の検査で，特有の変化がみられます．狭心症の非発作時は正常なことが多く，運動負荷心電図やホルター心電図検査が行われることがあります．

虚血性心疾患の治療

　心筋梗塞の場合，早期に梗塞部の血流を改善させなければいけません．

　心臓カテーテル検査により梗塞部にステントなどを留置したり，バルーンで膨らませたり，血栓吸引などを行います．

　しかし，最近では発症より時間経過のある心筋梗塞（24時間以上など）ではまずは心不全管理を行い，その後，状態が落ち着いたところで再評価し冠動脈治療に移ります．時間経過があると緊急での治療効果に期待ができないためです．

　また，3枝病変であったり，左冠動脈本幹などの心筋梗塞ではバイパス術も検討されます．

16 大動脈解離①

動脈って？

　動脈は内側から内膜，中膜，外膜とバームクーヘンのように三層構造になっています．

　動脈硬化などにより弾性が失われたり，圧力が強くかかったりすることにより大動脈に亀裂が入ったり，膨らんでしまったりします．

【 動脈の構造 】

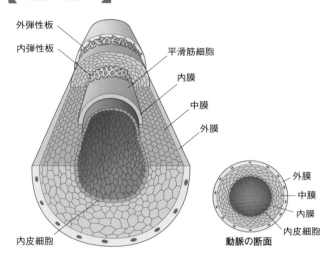

外弾性板
内弾性板
平滑筋細胞
内膜
中膜
外膜
内皮細胞

動脈の断面

外膜
中膜
内膜
内皮細胞

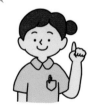

動脈は心臓から末梢各組織に血液を送る血管です．血管は輪状構造をしており，その内側の内腔を血液が流れています．血管壁は三層構造で，内側の層から順に内膜，中膜，外膜とよばれます．

内膜の表面には内皮細胞があり，中膜は平滑筋細胞で構成されています．動脈は心臓から血液が送り出されるたびに膨縮を繰り返すため，それに耐えられるように血管壁は強く，また弾性板や平滑筋によって弾力性に富む血管となっているのが特徴です．

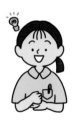

動脈には，最も太くて弾力の強い「弾性動脈」，それより細い「筋性動脈」「小動脈」「細動脈（毛細血管）」があります．

静脈の構造

　静脈の血管の構造も覚えておきましょう．静脈は動脈ほどの血流の圧力に耐える必要がないため，その血管壁は薄くなっています．

　また静脈は，動脈のような弾性板をもたず，血液の逆流を防ぐための逆流防止弁（逆止弁）をもっています．

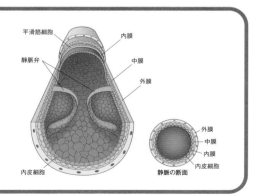

平滑筋細胞
内膜
静脈弁
中膜
外膜
内皮細胞

静脈の断面

外膜
中膜
内膜
内皮細胞

大動脈解離

　大動脈の三層構造の真ん中の「中膜」というところまで内膜から亀裂が入り，血液が流れ込み，大血管が裂けていく状態です．

【 大動脈解離の病態 】

もともとの大動脈内腔を「真腔」といい，大動脈が裂けて生じた壁内腔を「偽腔」といいます．上行大動脈の解離の有無やエントリー（真腔から偽腔へ血液が流れ込む入口の部分）といった解離の範囲によって病型が分類されています．

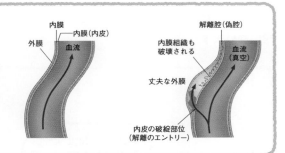

【 大動脈解離の分類 】

一般的によく使われる分類はスタンフォード分類です．上行大動脈に解離があるかないかで分類します．

解離の範囲による分類　「ドベーキー分類」と「スタンフォード分類」

解離の状態				横隔膜
ドベーキー分類	**Ⅰ型** 内膜の亀裂が上行大動脈にあり解離が下行大動脈に及ぶもの	**Ⅱ型** 内膜の亀裂と解離が上行大動脈・弓部におさまるもの	**Ⅲa型** 内膜の亀裂が下行大動脈に始まり，解離が胸腔内に及ぶもの	**Ⅲb型** 内膜の亀裂が下行大動脈にあり解離が横隔膜以下に及ぶもの
スタンフォード分類	A型：上行大動脈に解離が存在するもの		B型：上行大動脈に解離がないもの	

A型図：上行大動脈　大動脈弓　流入口（エントリー）　解離のある範囲

B型図：流入口（エントリー）　解離のある範囲

17 大動脈解離②

大動脈解離の症状

　胸背部痛（きょうはいぶつう）が有名ですが，咽頭痛などが生じることもあります．腹部大動脈で解離が起こると背部痛や腰痛などの症状がでることもあります．また，上行（じょうこう）大動脈解離の場合は，頸動脈などに解離がおよぶと脳梗塞症状があらわれることもあります．

　また，解離が心臓のほうにまでおよぶと，心タンポナーデを生じる可能性もあり，非常に危険な状態になります．

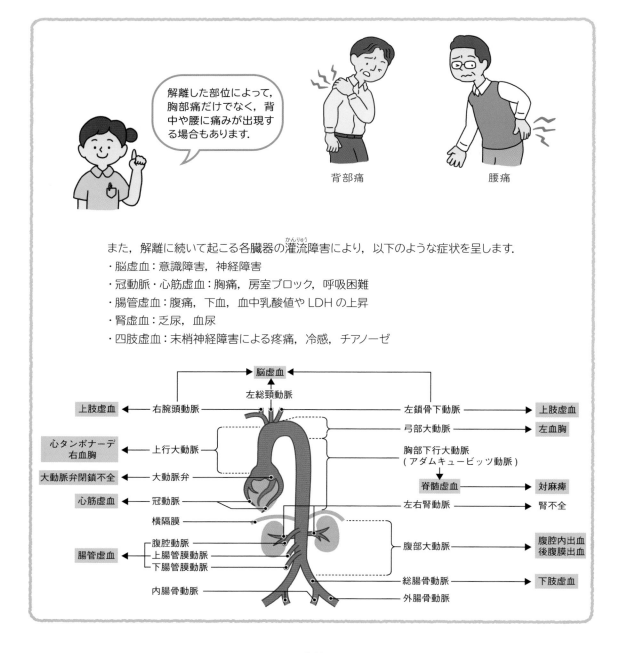

解離した部位によって，胸部痛だけでなく，背中や腰に痛みが出現する場合もあります．

背部痛　　　腰痛

　また，解離に続いて起こる各臓器の灌流（かんりゅう）障害により，以下のような症状を呈します．
・脳虚血：意識障害，神経障害
・冠動脈・心筋虚血：胸痛，房室ブロック，呼吸困難
・腸管虚血：腹痛，下血，血中乳酸値や LDH の上昇
・腎虚血：乏尿，血尿
・四肢虚血：末梢神経障害による疼痛，冷感，チアノーゼ

脳虚血
左総頸動脈
上肢虚血 ← 右腕頭動脈　　　左鎖骨下動脈 → 上肢虚血
弓部大動脈 → 左血胸
心タンポナーデ 右血胸 ← 上行大動脈
胸部下行大動脈（アダムキュービッツ動脈）
大動脈弁閉鎖不全 ← 大動脈弁
脊髄虚血 → 対麻痺
心筋虚血 ← 冠動脈　　　左右腎動脈 → 腎不全
横隔膜
腹腔動脈
腸管虚血 ← 上腸管膜動脈
下腸管膜動脈
腹部大動脈 → 腹腔内出血 後腹膜出血
内腸骨動脈　　　総腸骨動脈 → 下肢虚血
外腸骨動脈

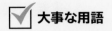
大動脈解離の検査

造影CT検査にて解離腔の精査を行います．偽腔内に血流があるか，血栓閉塞しているかなどの評価を行います．

【 **急性大動脈解離の造影CT画像** 】

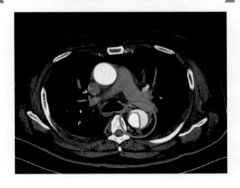

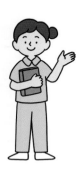

大動脈の血管壁が裂けたことで2腔に分かれた血流が確認できます（○部分）．

大動脈解離の治療

スタンフォードA型の場合は緊急開胸手術となります．スタンフォードB型の場合は降圧などの血圧管理を行い，その後，ステントグラフト内挿術などを施行します．

Step up ステップアップ　心タンポナーデ

心タンポナーデとは，心嚢の中に滲出液や血液が貯留することで，心臓が圧迫され，全身から戻ってくる静脈血の心臓への流入量（静脈還流）が減少することや，心臓の拡張が障害されることで心拍出量が減少した状態です．

心タンポナーデに特徴的に認められる症状として，①血圧低下，②静脈圧上昇（頸静脈の怒張），③心音微弱という「ベックの三徴」があります．ベックの三徴は3つの症状がそろってあらわれることは多くありませんが，心タンポナーデの病態を把握するうえではおさえておくべき症状です．

心タンポナーデ

心嚢液貯留により，心臓が圧迫される状態

このほか，奇脈（呼吸とともに脈拍の触知が強くなったり弱くなったりする．呼気時に脈拍が強く触知され，吸気時に脈拍が弱く触知される），頻脈，呼吸困難といった症状があります．

18 大動脈瘤

大動脈瘤

大動脈瘤とは大動脈の壁の一部が全周性もしくは局所性に拡大・突出した状態のことをいいます．

【 胸部大動脈瘤と腹部大動脈瘤 】

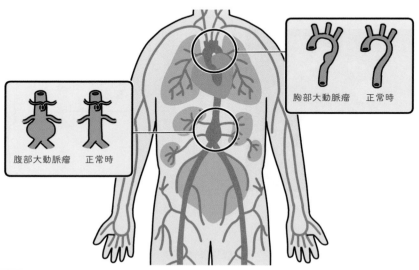

胸部大動脈瘤　正常時

腹部大動脈瘤　正常時

Point

胸部で発生すれば胸部大動脈瘤，腹部で発生すれば腹部大動脈瘤といいます．胸部および腹部にわたっている場合は胸腹部大動脈瘤といいます．

大動脈の壁が引き伸ばされて拡張している状態のため，壁が薄くなり強度が弱くなっています．そこに圧力がかかったり，慢性的にエネルギーがかかったりすると破裂したり穿通といって穴があいたりします．

一番の臨床的問題は破裂です．破裂といってもさまざまなパターンがあります．

血管外に血液の漏出を認めた場合を「破裂」，血液の漏出は認めないが疼痛と瘤の位置が一致している場合を「切迫破裂」といいます．

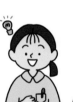
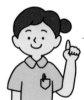

正常な人の大動脈の直径は胸部30mm，腹部20mm程度とされていますが，これが1.5倍以上に拡大，拡張した場合に「大動脈瘤」といいます．

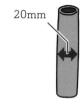
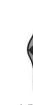

20mm

30mm以上

正常　　大動脈瘤

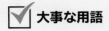
大動脈瘤の原因

ほとんどの原因は高血圧や動脈硬化などによるものですが，遺伝性の結合織疾患や大動脈炎のなどの炎症疾患による場合もあります．

大動脈瘤の症状

破裂した場合は破裂部に応じた疼痛が生じます．胸部大動脈瘤などの大破裂の場合はそのまま心停止する可能性もあります．

また，腹部大動脈瘤などの場合はやせている人ならば，お腹の上から瘤に触れることができることもあります．胸部大動脈瘤などでは，飲み込みにくさなどが生じることもあります．

大動脈瘤の治療

胸部大動脈瘤→最大短径が45mm未満では1年ごと，45mm以上55mm未満であれば3〜6か月ごとにCT検査を行います．初回のCT検査において55mm以上であった場合には，手術リスクを考慮し侵襲的治療を検討します．

治療の適応は，動脈瘤の大きさや形態，症状によって決定しています．とく動脈瘤が急速に大きくなってきた場合や，破裂の前兆として腹部や背部に痛みを自覚するなどの症状が出現していれば動脈瘤も緊急治療の適応となります．

治療方法は，開腹をして動脈瘤を形成している部分を人工血管で置き換えてしまう従来からの手術に加えて，腹部に傷をつけることなく手術するステントグラフト内挿術といった血管内手術が主に選択されます．

前者は身体に対する負担が大きいため，全身状態が悪い場合には適応が困難な場合もあります．一方，後者は身体に対する負担が少なく長期的にも安全な治療方法です．

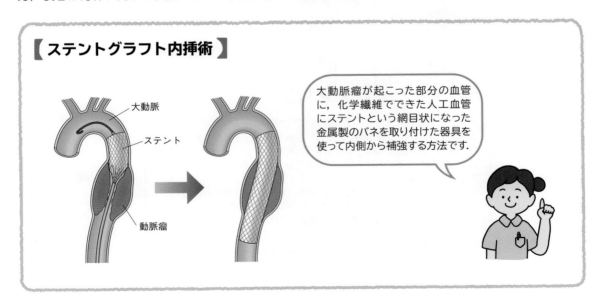

【**ステントグラフト内挿術**】

大動脈瘤が起こった部分の血管に，化学繊維でできた人工血管にステントという網目状になった金属製のバネを取り付けた器具を使って内側から補強する方法です．

大動脈
ステント
動脈瘤

19 肺血栓塞栓症①

肺血栓塞栓症って？

　肺血栓塞栓症（PTE）は，下肢の静脈にできた血栓が血流にのって肺動脈で塞栓を起こすことをいいます．整形外科で下肢の手術後や心疾患，妊娠・出産や長期臥床，肥満などが原因になります．また悪性腫瘍なども原因になります．

肺血栓塞栓症の病態

　肺血栓塞栓症のほとんどの原因が下肢にできる深部静脈血栓（DVT）が原因です．重症例ではショック状態および突然死に至るケースもあります．

　血液は常に凝固と線溶が起こっています．つまり「固まる・溶ける」を繰り返しています．血液の流れが悪いところなどは固まるほうが強くなり，血栓ができます．それがなんらかの拍子に流れがよくなったり血流が再開したりすると飛んで行ってしまいます．その他，がんなどにより凝固能が強くなったりすると血栓ができたりします．

【 肺血栓塞栓症の原因 】

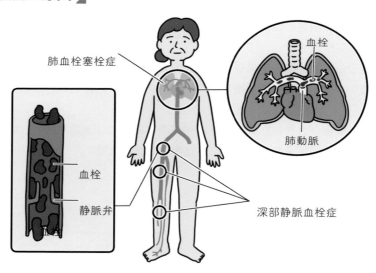

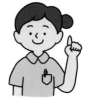

凝固と線溶のバランスが崩れたときに血栓ができ，それが血流にのって移動し，肺動脈につまった状態を「肺塞栓症」といいます．肺動脈の血流が途絶えることにより，酸素が血液に負荷されず，ガス交換ができなくなります．

あまりにも大きい血栓の場合，右心から左心への血流自体が途絶えてしまい，左心から全身への血流もなくなってしまい心肺停止にいたることもあります．肺血栓塞栓症と深部静脈血栓症は一連の病態であるため静脈血栓塞栓症（VTE）と総称しています．

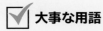
肺血栓塞栓症の危険因子

危険因子	原因	
血流の停滞	・長期臥床　　・肥満 ・妊娠　　　　・下肢静脈瘤 ・下肢ギプス　・下肢麻痺 ・長時間の旅行　など	長時間同一姿勢をとることで，静脈血流にはたらいている筋収縮によるポンプ作用がなくなり，静脈血の停滞を生じる
血管内膜損傷	・手術　　　　　　・外傷 ・カテーテル挿入　・静脈炎 ・抗リン脂質抗体症候群 ・高ホモシステイン血症　など	手術や外傷，カテーテル挿入などで静脈血管壁が障害をきたし，凝固因子や血小板が活性化して血栓機能が破綻した結果，血栓形成が促進する
血液凝固能亢進	・脱水　　　・手術　　　・妊娠 ・悪性腫瘍　・外傷　　　・薬物 ・ネフローゼ　・炎症性腸疾患 ・血液凝固異常症	生体内で拮抗していた抗血栓機構と凝固機構が先天的，もしくは後天的な抗血栓機構の低下，または凝固機構の亢進により血栓形成が促進する

肺血栓塞栓症の症状

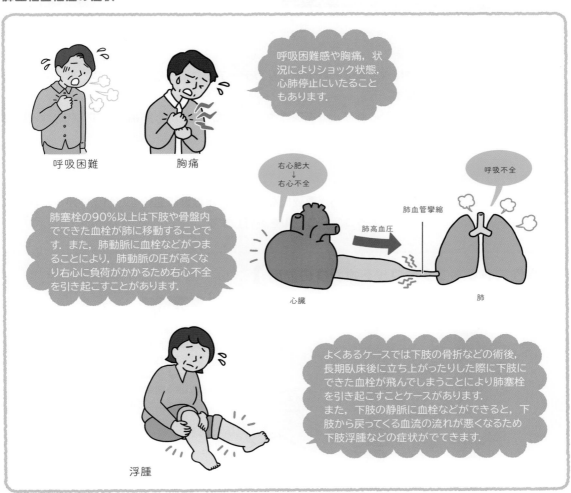

045

20 肺血栓塞栓症②

肺血栓塞栓症の検査

特異的な検査としてはDダイマーなどの線溶系（せんようけい）マーカーの上昇や造影CT画像により，肺動脈内に塞栓を認めたりします．

その他，心臓超音波検査にて右心負荷所見（Dシェイプや三尖弁逆流所見）などがあります．

【肺塞栓症の造影 CT 画像】

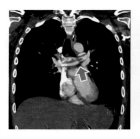 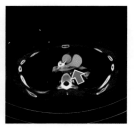

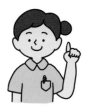

血管内の黒っぽく見える部分（➡）に血栓が確認されます．

肺血栓塞栓症の治療

治療の基本は血栓溶解療法になります．状況によりカテーテルにて血栓吸引や破砕，外科的に開胸にて血栓除去を行ったりします．

しかし，心肺停止に至るような心肺停止や循環虚脱状態では，経皮的心肺補助法（PCPS）などの体外循環を導入したりします．

肺血栓塞栓症の予防

肺塞栓症は予想される病態であれば予防が重要になります．下肢静脈血栓などが見つかった場合は抗凝固薬の内服やヘパリンなどによるコントロールを施行します．

【弾性ストッキングやフットポンプの使用】

Point

長期臥床が見込まれる人などはフットポンプの使用や弾性ストッキングの着用，すでに血栓があり，一度肺塞栓を起こしているような場合で抗凝固薬などが使えないような場合は静脈内にフィルターを留置することもあります．

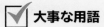
エコノミークラス症候群

　飛行機などのせまい空間でずっと座ったままでいたりするとふくらはぎなどの血流のうっ滞が生じ血栓が形成されたりします．

　その状態でじっと長時間経過したあとに急激に立ち上がったりすることにより，ふくらはぎにいた血栓が肺に飛んで血管が閉塞してしまいます．

■エコノミークラス症候群とは

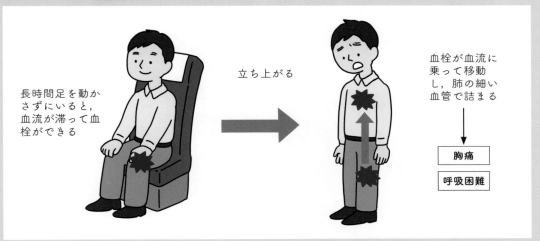

長時間足を動かさずにいると，血流が滞って血栓ができる

立ち上がる

血栓が血流に乗って移動し，肺の細い血管で詰まる

胸痛

呼吸困難

　飛行機だけでなく車での長距離移動などでも生じることがあります．足を曲げたまま長時間でいることが要因です．

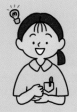
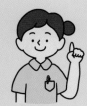

21 上部消化管

消化管って？

　口からスタートして食道→胃→十二指腸→空腸→回腸→結腸→直腸→肛門と食べ物が流れる管のことを「消化管」といいます．さらに消化管には付属器官も含まれます．付属器官とは，食べ物が消化管を進んでいくその途中で消化液などを合流させるもので，唾液腺や膵臓，肝臓，胆のうなどがあります．

【消化管の構造と機能】

　口から摂取された食物は食道を通過して，胃で一時的に貯留し，胃酸により分解，消化されます．その後，小腸に運ばれ消化液により糖，タンパク質，脂質はそれぞれ分解されて吸収されます．大腸では主に水分吸収と便の形成を行い，直腸，肛門を通して排泄されます．

　消化管は1日7Lの消化液と2Lの水分摂取を行い，約9Lもの液体が消化管内に流入します．その多くが小腸で再吸収・吸収されます．
　消化管は「上部消化管」と「下部消化管」に分かれます．
　上部消化管は口から十二指腸までをいい，それ以降の肛門までを下部消化管といいます．また消化管は免疫バリア機能の重要な役割もしており，多くの免疫担当細胞も集っています．

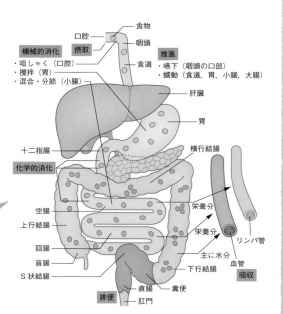

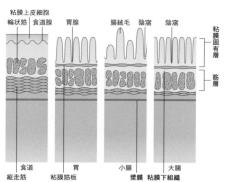

食道から大腸までの消化管の壁は，粘膜，粘膜下組織，筋層，漿膜という4層の組織からなっています．

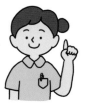

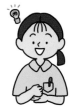

Point

食道：食塊をスムーズに通すために筋層が発達しています．
胃：粘膜固有層はひだ状になっています．ひだの谷部には胃液を分泌するための胃腺があります．
小腸：粘膜上に腸絨毛があり，溶けた食塊の消化・吸収を行います．
大腸：主に水分を吸収するため，粘膜は複雑な構造ではありません．

上部消化管って？

　食道から十二指腸までを「上部消化管」といいます．代表的な炎症性疾患は逆流性食道炎，急性胃炎，慢性胃炎，ヘリコバクターピロリ感染などがあります．

【 食道の構造 】

食道は，口から摂取した食物を胃の噴門部まで運んでいく器官です．

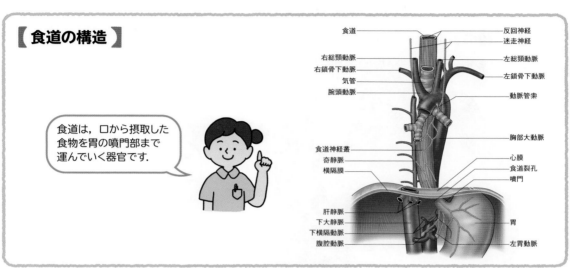

【 胃・十二指腸の構造 】

胃は食道を通って噴門を超えて入ってきた食物などを一時的に蓄え，胃液に含まれる消化液により分解され少しずつ十二指腸へ送られます．胃壁は5つの層からなっており，内側から粘膜層，粘膜筋板，粘膜下層，固有筋層，漿膜で成り立っています．

十二指腸はコの字型をしており，胃の幽門より先から始まります．十二指腸と空腸の境目としてトライツ靭帯の付着部となります．十二指腸の下行部にファーター乳頭があり，胆管と膵管の合流部となります．

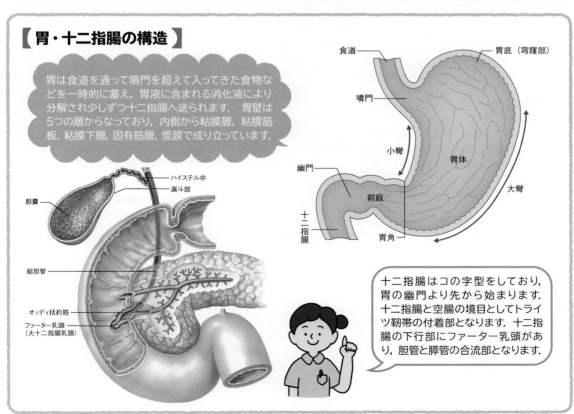

22 逆流性食道炎，胃・十二指腸潰瘍

逆流性食道炎って？

　胃酸が食道に逆流することにより，食道に炎症を起こします．逆流の時間が長くなると，胃酸の酸性により炎症が起こります．

【食道粘膜の炎症】

食道は胃と比較すると粘膜が弱いため，炎症を起こしやすいのが特徴です．

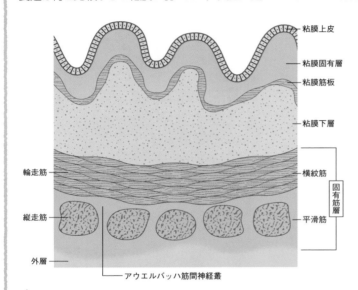

粘膜上皮
粘膜固有層
粘膜筋板
粘膜下層
輪走筋
横紋筋
縦走筋
平滑筋
固有筋層
外層
アウエルバッハ筋間神経叢

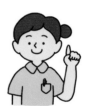

食道粘膜が炎症を起こした状態を食道炎といいます．これが悪化するにつれて，食道びらん，食道潰瘍となりますが，その病態の原因に関してはほとんど同じだと考えてよいでしょう．

Point

炎症：粘膜の発赤，浮腫，組織学的に炎症細胞浸潤がみられるものの，組織欠損はない．
びらん：粘膜の欠損があるものの，粘膜固有層内までで，粘膜筋板までは達していない．
潰瘍：組織欠損が粘膜筋板を越え，粘膜下層よりも深部に達する．場合によっては漿膜を越え，穿孔を起こすものもある．

逆流性食道炎の症状

　胸やけ，すっぱいものが上がってくる感じ，みぞおちのあたりが痛い，胸骨の裏が染みる感じがするなどです．

逆流性食道炎の検査

　内視鏡検査にて確認します．

逆流性食道炎の治療

　まずは，胃酸の酸性度を下げるプロトンポンプ阻害薬などを内服して経過をみます．また，飲酒や喫煙，早食いなどの普段の生活についても注意していきます．

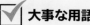

大事な用語 ▶ 逆流性食道炎　食道びらん　食道潰瘍　胃・十二指腸潰瘍　黒色便
ヘリコバクター・ピロリ菌

- -

胃・十二指腸潰瘍って？

　胃は胃酸という酸性度が高い消化液が出ています．胃酸の過剰分泌や胃酸から胃や十二指腸を守る粘膜が弱ったりすると，胃酸による酸により傷害が生じ，潰瘍を起こします．

【 胃・十二指腸潰瘍の分類と原因 】

　胃液によって粘膜を消化してしまうことで発生し，治癒と再発を繰り返して慢性に経過します．なお，胃壁の欠損程度によって，胃潰瘍を4つに分類することができます．

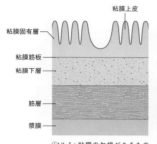

粘膜上皮
粘膜固有層
粘膜筋板
粘膜下層
筋層
漿膜

①UI-Ⅰ：粘膜の欠損があるものの，粘膜筋板まで達しておらず，粘膜固有層内まで．びらんである

②UI-Ⅱ：組織欠損が粘膜筋板を越えるが，粘膜下層までである

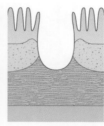

③UI-Ⅲ：組織欠損が粘膜下層を越え，筋層にまで及ぶ

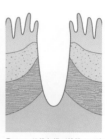

④UI-Ⅳ：組織欠損が漿膜まで達するもの．場合によっては漿膜を越え，穿孔を起こすものもある

ヘリコバクター・ピロリ菌，過剰なアルコール摂取やカフェイン，辛い物の摂りすぎ，ストレス，NSAIDsや副腎皮質ステロイド薬などの薬が原因で起こります．

胃・十二指腸潰瘍の症状

　腹痛や胃のあたりの不快感や嘔気，嘔吐，食欲不振などがあります．重症化して出血した場合などは黒色便が出ることもあります．さらに出血量が多い場合は吐血などの症状もあります．

何で黒色便になるの？
　血液の中に含まれる鉄成分が消化液により酸化されることにより黒色に変化します．上部消化管出血の場合，出血した血液が小腸・大腸を通るためこのような消化液の影響を受けます．上部消化管からの出血か下部消化管からの出血かを鑑別する場合に参考にしたりします．上部消化管でも出血量が多い場合や速度が速い場合は鮮血便が出ることもあります．

胃・十二指腸潰瘍の検査

　内視鏡検査にて調べます．内視鏡検査の所見にて重症度を診断します．

胃・十二指腸潰瘍の治療

　ヘリコバクター・ピロリ菌が確認された場合は，駆除するための薬の内服をします．確認されなくても胃酸を抑える薬の内服などを行います．
　出血している場合や出血しそうな血管が露出しているような場合は，その部位をクリップや焼灼などにより止血を行います．
　また，食生活の改善やストレスの軽減なども必要となります．悪性腫瘍との鑑別も必要です．

23 胃がん

胃がんって？

　胃がんとは，胃壁の粘膜を構成する上皮細胞（胃粘膜上皮細胞）から発生する悪性腫瘍をいいます．腫瘍の中心部が食道と胃の接合部から胃側に2cm以上あるものが胃がんと定義され，それよりも口側は食道胃接合部がんとされます．胃がんのリスク要因には，ヘリコバクター・ピロリ菌感染，遺伝性疾患，喫煙などがあります．

【 胃と胃壁の構造 】

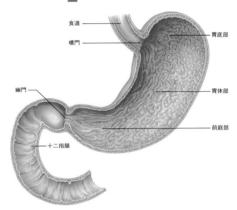
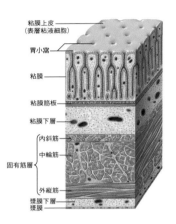

　がんが大きくなるにつれ，徐々に粘膜下層，固有筋層，漿膜へと外側に深く進んでいきます．粘膜層から粘膜層にとどまるがんは早期がん，固有筋層以下に浸潤するがんは進行がんと分類されます（胃壁深達度分類）．組織型分類では腺がんが多く，増殖形態から分化型と未分化型があり，未分化型はリンパ節に転移しやすいという特徴があります．なかでも，びまん性（病変が均等に広がる）に進展するスキルス型胃がんは予後不良のがんです．ほかに，肉眼的分類（0～5型）があり，進行度（ステージ）はTNM分類で決定されます．

胃がんの症状

　早期の場合はほとんど症状はありません．進行しても症状が出ない場合もあります．

　内視鏡検査で偶然見つかることや，黒色便，貧血症状，急な体重減少などで見つかることもあります．がんの発生部位により，食物の通過障害が生じることもあります．

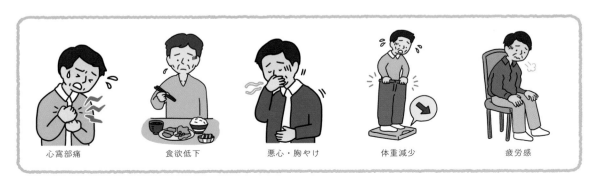

心窩部痛　　　食欲低下　　　悪心・胸やけ　　　体重減少　　　疲労感

胃がんの検査と治療

　検診など，胃内視鏡検査，胃X線検査で発見される場合が多いです．確定診断では，生体組織診断（生検）でがん細胞の有無をみます．

　また，転移や他の臓器の浸潤<ruby>浸潤<rt>しんじゅん</rt></ruby>をみるために造影CT検査が行われます．大腸への浸潤や腹膜播種<ruby>腹膜播種<rt>ふくまく は しゅ</rt></ruby>が疑われる場合は注腸検査・大腸内視鏡検査が行われます．

【 内視鏡による切除 】

画像では右上に腫瘤を認めます．この細胞を採取し，組織細胞診を行うことで，胃がんの診断を行います．

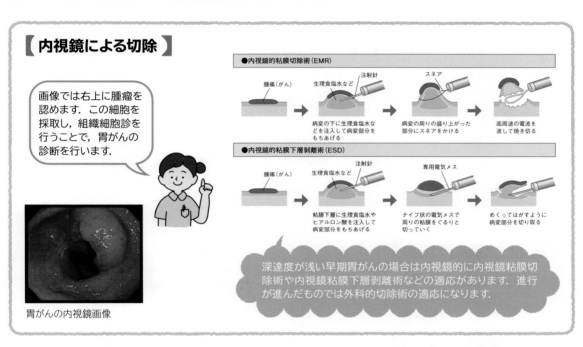

●内視鏡的粘膜切除術（EMR）

腫瘍（がん）→ 病変の下に生理食塩水などを注入して病変部分をもちあげる → 病変の周りの盛り上がった部分にスネアをかける → 高周波の電流を流して焼き切る

●内視鏡的粘膜下層剥離術（ESD）

腫瘍（がん）→ 粘膜下層に生理食塩水やヒアルロン酸を注入して病変部分をもちあげる → ナイフ状の電気メスで周りの粘膜をぐるりと切っていく → めくってはがすように病変部分を切り取る

胃がんの内視鏡画像

深達度が浅い早期胃がんの場合は内視鏡的に内視鏡粘膜切除術や内視鏡粘膜下層剥離術などの適応があります．進行が進んだものでは外科的切除術の適応になります．

【 胃がんの転移 】

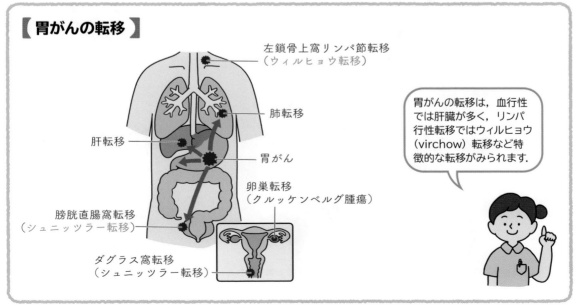

左鎖骨上窩リンパ節転移（ウィルヒョウ転移）

肺転移

肝転移

胃がん

卵巣転移（クルッケンベルグ腫瘍）

膀胱直腸窩転移（シュニッツラー転移）

ダグラス窩転移（シュニッツラー転移）

胃がんの転移は，血行性では肝臓が多く，リンパ行性転移ではウィルヒョウ（virchow）転移など特徴的な転移がみられます．

24 潰瘍性大腸炎（炎症性腸疾患）

炎症性腸疾患って？

炎症性腸疾患（IBD）とは，大腸や小腸に慢性炎症，潰瘍を引き起こす原因不明の疾患です．炎症性腸疾患は「潰瘍性大腸炎」と「クローン病」に分けられます．

炎症性腸疾患は遺伝的な素因に食事や感染などの環境因子が関与して，腸管免疫や腸内細菌叢の異常をきたして発症するとされていますが，原因は解明されていません．

再燃と寛解（良くなったり，悪くなったり）を繰り返しながら慢性的に持続するため，日常生活のQOL（生活の質）が低下することが多いです．

若年で発症し10代〜20代前半に好発し，潰瘍性大腸炎は22万人以上，クローン病は7万人以上いると推察されています．

潰瘍性大腸炎って？

直腸から大腸粘膜を連続性に炎症を起こし，びらんや潰瘍を形成する原因不明のびまん性（病変が均等に広がっている状態）非特異炎症です．経過中に再燃と寛解を繰り返し，腸管外合併症を伴うこともあります．

長期的かつ広範囲に大腸に炎症を起こす場合に，がん化の傾向もあります．

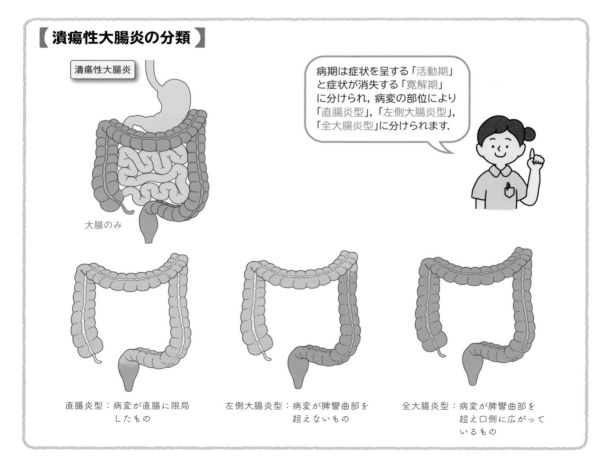

【潰瘍性大腸炎の分類】

潰瘍性大腸炎

大腸のみ

病期は症状を呈する「活動期」と症状が消失する「寛解期」に分けられ，病変の部位により「直腸炎型」，「左側大腸炎型」，「全大腸炎型」に分けられます．

直腸炎型：病変が直腸に限局したもの

左側大腸炎型：病変が脾彎曲部を超えないもの

全大腸炎型：病変が脾彎曲部を超え口側に広がっているもの

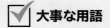
潰瘍性大腸炎の症状

　潰瘍性大腸炎の重症度は，臨床症状や徴候，血液検査所見などから軽症・中等症・重症に分けられます．

　合併症で消化器症状が出現することもあります．

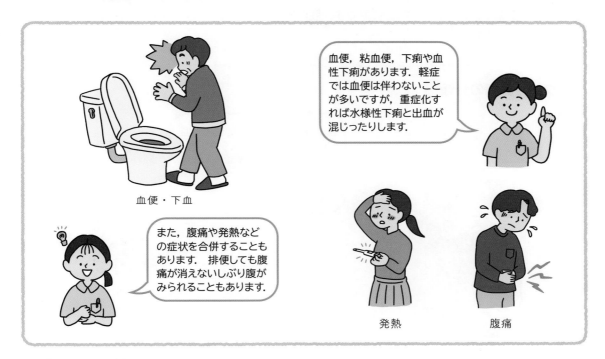

潰瘍性大腸炎の検査

　下部消化管内視鏡検査にて多発性の潰瘍などを認めます．内視鏡所見として血管透見像の消失や顆粒状粘膜，易出血性，潰瘍などの所見を連続性に認めます．内視鏡により重症度の判定や治療効果の判定，発がんしていないかのチェックをします．

　治療前後の活動性評価や合併症の確認ため，腹部超音波検査やCT，MRI検査などが行われます．定期的に採血をすることで，炎症の程度や貧血の有無，栄養状態などの全身状態を把握します．尿検査では，病気の勢いや感染症，腸管合併症，腸管外合併症，使用している薬の副作用について調べます．

潰瘍性大腸炎の治療

　重症度や病変の範囲により薬を調整します．

　大腸の炎症を抑える作用のある5−ASA（アミノサリチル酸）や自己免疫疾患のため副腎皮質ステロイド薬や免疫抑制剤などを使用します．重症の場合，TNF阻害剤やJAK阻害剤などの分子標的薬を使用したりします．炎症を引き起こす炎症細胞を取り除く，血球成分除去法を行うこともあります．また，状態によっては手術なども検討します．

25 クローン病（炎症性腸疾患）

クローン病って？

クローン病は若年者に多くみられ，口から肛門にいたるまでの消化管のどの部位にも炎症や潰瘍を起こす可能性があります．

非連続性に分布する全層性肉芽腫性炎症やろう孔（腸に穴があいて，腸と体外・他臓器とつながる）を特徴とする原因不明の慢性炎症性疾患です．肛門周囲にも好発します．炎症により腸管が狭窄したりすることもあります．

【 クローン病の分類 】

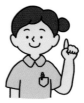

病変部位は小腸，大腸（とくに回盲部），肛門周囲に多く「小腸型」，「小腸大腸型」，「大腸型」に分類されます．疾患パターンとしては「非狭窄・非穿通型」，「狭窄型」，「穿通型」に分けられます．

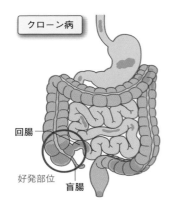

クローン病

回腸

好発部位　盲腸

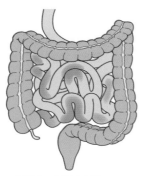

小腸型：病変が小腸のみに
　　　　存在するもの

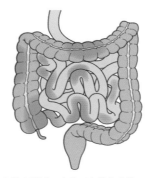

小腸大腸型：病変が小腸と大腸に
　　　　　　存在するもの

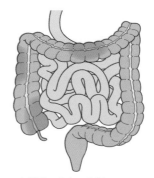

大腸型：病変が大腸のみに
　　　　存在するもの

クローン病の症状

　食事をすると腹痛が生じて栄養障害を生じ，やせてくるというのが典型的な症状です．炎症により腸管狭窄が生じると強い腹部のはりや激しい腹痛が起こることもあります．

　炎症や潰瘍により消化吸収がうまくできず，下痢を生じることもあります．血便はみられますが，大量出血はほとんど起こりません．また，肛門の病変で切れ痔や肛門潰瘍，肛門周囲膿瘍などもあります．腸管の狭窄により，ろう孔が生じることもあります．

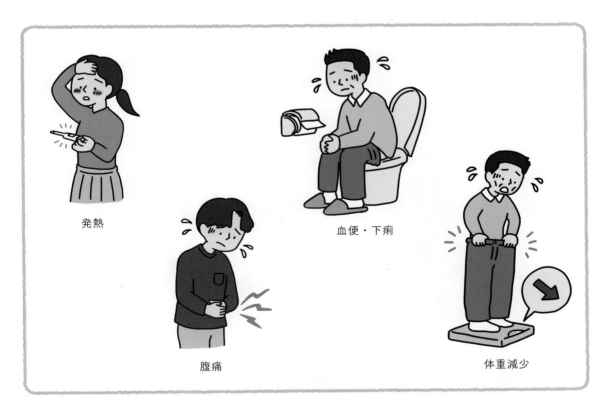

発熱　　腹痛　　血便・下痢　　体重減少

クローン病の検査

　クローン病を疑ったら下部消化管内視鏡検査を行い，生検（病変の一部を採り，顕微鏡で詳しく検査すること）を行います．上部消化管内視鏡検査もできれば施行します．

　治療方針や病変範囲，重症度・合併症の有無を把握するため画像検査も施行します．

クローン病の治療

　クローン病の治療の目的は病気の勢いを抑え，生活の質を高めることになります．5−ASA，副腎皮質ステロイド薬，免疫調節薬，生物学的製剤という薬剤が使用されます．また近年，潰瘍性大腸炎に使用されてきた白血球除去療法も承認されました．状態により外科的介入（手術）もします．

26 大腸がん

大腸がんって？

　大腸がんは，大腸の粘膜上皮細胞が制御を失って増殖・腫瘍化したものです．原発性大腸がんには，進行度によって早期大腸がんと進行大腸がんがあり，肉眼所見には隆起型，表面型，潰瘍限局型，潰瘍浸潤型，びまん浸潤型などがあります．大部分が腺がんですが，まれに扁平上皮がんがあります．

　発症率は，欧米型の食事の特徴である高脂肪，高タンパク，低繊維と強い相関があります．発症率の低い地域でも，食生活が欧米型に変わると高発症地域になることが明らかになっています．

　高脂肪食は，それ自体の消化のために胆汁酸の分泌を促進し，ひいては二次性の胆汁酸の分泌を促進します．こうした胆汁酸は，大腸がん発症のプロモーター（増進者）としてはたらくと考えられています．繊維成分の多い食事をとる地域では，大腸がんの発症率が低いことが知られています．その理由は，高繊維食が糞便量の増加や排泄の促進につながり，大腸内の有毒発がん物質が希釈され，そして発がん物質の大腸内滞在時間，つまり発がん物質と大腸粘膜との接触時間が短縮するためです．

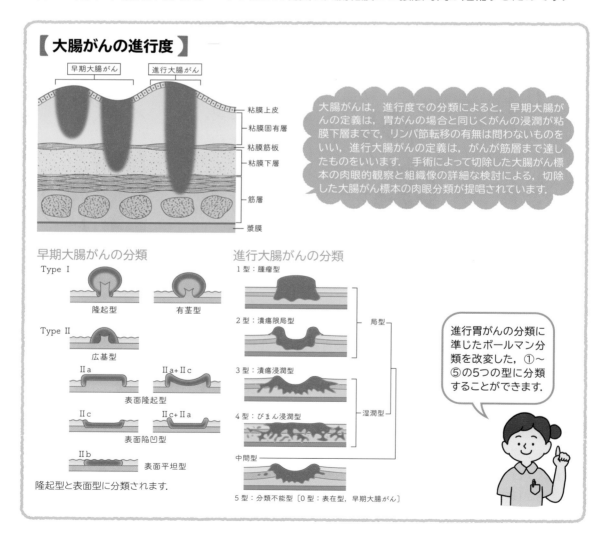

【大腸がんの進行度】

早期大腸がん　進行大腸がん

粘膜上皮
粘膜固有層
粘膜筋板
粘膜下層
筋層
漿膜

大腸がんは，進行度での分類によると，早期大腸がんの定義は，胃がんの場合と同じくがんの浸潤が粘膜下層までで，リンパ節転移の有無は問わないものをいい，進行大腸がんの定義は，がんが筋層まで達したものをいいます．　手術によって切除した大腸がん標本の肉眼的観察と組織像の詳細な検討による，切除した大腸がん標本の肉眼分類が提唱されています．

早期大腸がんの分類

Type Ⅰ
　隆起型　　　有茎型

Type Ⅱ
　広基型
　Ⅱa　　　　Ⅱa+Ⅱc
　表面隆起型
　Ⅱc　　　　Ⅱc+Ⅱa
　表面陥凹型
　Ⅱb
　　　　　表面平坦型

隆起型と表面型に分類されます．

進行大腸がんの分類

1型：腫瘤型
2型：潰瘍限局型　　　局型
3型：潰瘍浸潤型
4型：びまん浸潤型　　浸潤型
中間型
5型：分類不能型〔0型：表在型，早期大腸がん〕

進行胃がんの分類に準じたボールマン分類を改変した，①〜⑤の5つの型に分類することができます．

大腸がんの症状

　早期大腸がんの場合，無症状のことが多くあります．病変がS状結腸（エスじょうけっちょう）や直腸にある場合は血便がみられますが，右側結腸（盲腸，上行結腸（じょうこう））では腸管腔が広く，症状が出にくい傾向にあります．

　進行大腸がんの場合，病変が右側結腸にあると腸内容が液状なこともあって症状が出にくく，発見が遅れて大きな腫瘤（しゅりゅう）として発見されることも多くあります．

　進行大腸がんで病変が左側結腸（S状結腸や直腸）にあると，腸管狭窄（ちょうかんきょうさく）が生じ，しかも腸内容が固形化しているため，便秘・腹痛を伴った通過障害が出現します．明らかな血便もよくみられます．

　通過障害が高じて腸管閉塞になることも多く，それを反映して，糞便の細小化（ペンシル様便）がみられます．排便後の違和感（残便感），排便後に再度排便したくなる様子（テネスムス，しぶり腹）も出現します．

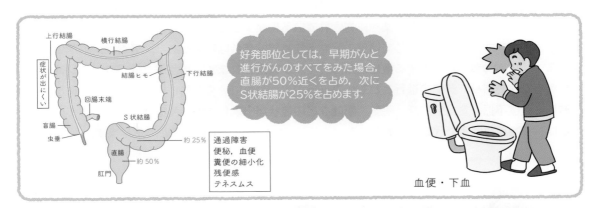

好発部位としては，早期がんと進行がんのすべてをみた場合，直腸が50％近くを占め，次にS状結腸が25％を占めます．

約25％

通過障害
便秘，血便
糞便の細小化
残便感
テネスムス

約50％

血便・下血

大腸がんの検査

　多くは，検診で便潜血反応（べんせんけつ）（2日法）などから発見されます．直腸診，注腸造影，大腸内視鏡，腫瘍マーカー（CEA・CA19-9）などの検査が行われます．

注腸造影検査では，進行がんでは丸かじりしたリンゴの芯のようなアップルコアサインがみられることがあります．

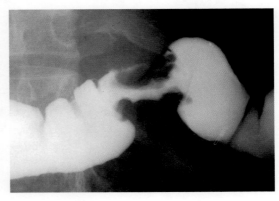

大腸がんの治療

　リンパ節転移のない早期大腸がんの場合は，内視鏡治療が考えられます．具体的には，内視鏡的ポリペクトミー，内視鏡的粘膜切除術（EMR），内視鏡的粘膜下層剥離術などです．

　内視鏡治療の適応外であった場合には，開腹手術または腹腔鏡手術が考えられます．がんのある部位の腸管切除と周辺リンパ節の郭清，直腸の場合は低位前方切除術やマイルズ手術（直腸切断術），ストーマの造設などです．

27 急性肝炎（急性肝不全）

急性肝炎って？

　急性肝炎とはウイルスや細菌，自己免疫などの作用によって急性に肝細胞障害を生じ，肝機能が低下してしまう疾患です．

■急性肝炎の原因

・ウイルス性⇒A，B，C，E型肝炎ウイルス	・自己免疫性
・薬剤性⇒アレルギー性，中毒性	・循環障害
・代謝性⇒ウィルソン病，神経性食思不振症，ライ症候群など	・肝切除，肝移植後肝不全
・原因不明　など	

急性肝炎の症状

　急性肝炎の前駆症状は，いわゆる感冒様（かぜのような）症状（発熱，咽頭痛，頭痛）であり，病初期はしばしばかぜと診断され，かぜ薬を処方されている例が少なくありません．この時点での急性肝炎の診断は困難です．肝障害が生じていることを示す特異的症状は黄疸であり，通常は，眼球の結膜の色の黄染，皮膚の黄染が出現する数日前から褐色尿が観察されます．褐色尿とは，ウーロン茶のような色をした尿であり，黄疸の進行とともにコーラのような色に黒く変化します．黄疸の出現とほぼ同じ時期に食欲不振，全身倦怠感，嘔気，嘔吐などの症状が出現します．黄疸は原因となるビリルビンとよばれる物質が肝臓で代謝・排泄ができなくなり，体に蓄積していくことで生じます．

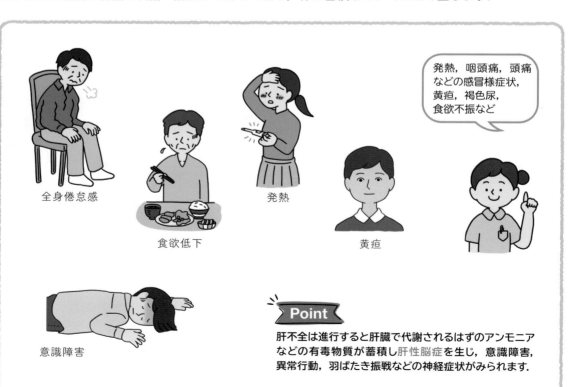

発熱，咽頭痛，頭痛などの感冒様症状，黄疸，褐色尿，食欲不振など

全身倦怠感

食欲低下

発熱

黄疸

意識障害

Point

肝不全は進行すると肝臓で代謝されるはずのアンモニアなどの有毒物質が蓄積し肝性脳症を生じ，意識障害，異常行動，羽ばたき振戦などの神経症状がみられます．

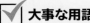
急性肝炎の検査

採血検査にてビリルビンの上昇やAST，ALTといった肝酵素の上昇を認めます．また，肝臓は凝固因子の合成場所でもあるので，凝固系の血液検査の異常も認めるようになります．ウイルス性肝炎の場合はウイルスの検査を行います．

急性肝炎の治療

原因によって治療方法は異なりますが，肝補助療法を行いながら，肝臓の回復を待ちます．また，ウイルス性肝炎の場合は抗ウイルス薬などの投与も行います．自己免疫性の場合は，副腎皮質ステロイド薬の投与なども行います．

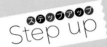 # ウイルス肝炎の型

肝炎ウイルスとして確認されているのは，A型，B型，C型，D型，E型で，多くはA～C型です．ウイルスの型によって，感染経路，症状，慢性化の有無，病状の進行などが異なります．
A型は急性肝炎で発症し，慢性化しないのが特徴です．最も慢性化しやすいのはC型で，多くは無症状のまま進行していきます．B型は劇症化しやすく，C型とともに慢性肝炎の原因となります．
経口感染は，A，E型，主に注射器などによる血液感染はC，D型で，B型は感染力が強く，血液，体液，母子感染と感染経路が多くあります．
B型，C型はかつて，血液製剤による感染が多くみられましたが，現在はほとんどありません．

表　ウイルス肝炎の型

	感染経路	潜伏期間	慢性化	症状の進行	予防法
A 型肝炎	経口感染（水・魚介類）	2～6週	しない	予後良好 まれに劇症肝炎	HA ワクチン
B 型肝炎	血液・体液（唾液・精液）・母子ウイルス	1～6か月	まれ	劇症肝炎（多い） 慢性肝炎 肝硬変 肝細胞がん	HB ワクチン 抗 HB ヒト免疫グロブリン
C 型肝炎	血液（HBVより感染力が弱く，性行為感染はまれ）	2～25週	70～80％で慢性化	劇症肝炎 慢性肝炎（多い） 肝硬変 肝細胞癌	なし
D 型肝炎	血液・体液・母子 HBVに寄生し，増殖	3～13週	HBVに感染している人のみ感染	劇症肝炎 慢性肝炎 肝硬変 肝細胞がん	HB ワクチン
E 型肝炎	経口感染（猪・鹿・豚）	2～9週 （平均6週）	しない	慢性肝炎（妊婦）	なし

28 胆石症

胆石って？

　胆石とは，胆のうや胆管などの肝臓で合成された胆汁が，肝臓から十二指腸に流れるまでの経路の間で発生した石（結石）のことをいいます．石の成分は，胆汁中に含まれるコレステロールやビリルビンなどが沈殿・析出したものです．他に，細菌などがかかわっている石ができる場合もあります．

　発生した部位のよって「胆のう結石」「胆管結石」「肝内結石」などとよばれます．なかでも頻度が高いのは「胆のう結石」です．胆石があるだけで症状が出るわけではなく、症状のない場合もあります．

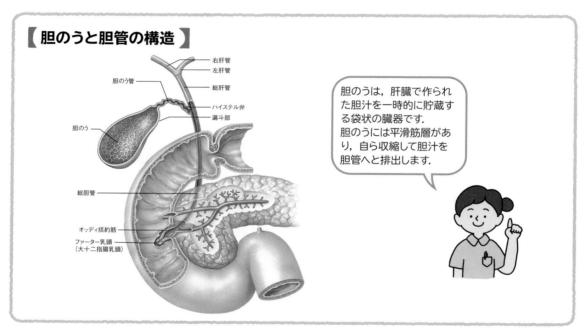

【 胆のうと胆管の構造 】

右肝管
左肝管
総肝管
胆のう管
ハイステル弁
漏斗部
胆のう
総胆管
オッディ括約筋
ファーター乳頭
（大十二指腸乳頭）

胆のうは，肝臓で作られた胆汁を一時的に貯蔵する袋状の臓器です．
胆のうには平滑筋層があり，自ら収縮して胆汁を胆管へと排出します．

胆石症の病態

　胆石が胆のう頸部にとどまって胆のうが緊満した状態が続くと，胆のう壁が浮腫を起こし，炎症を起こします．

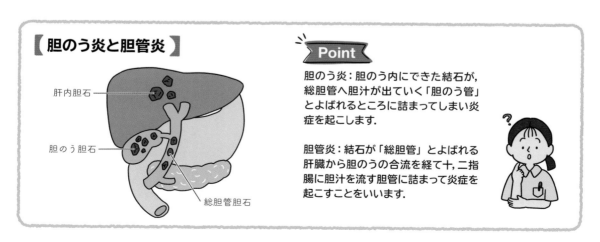

【 胆のう炎と胆管炎 】

肝内胆石
胆のう胆石
総胆管胆石

Point

胆のう炎：胆のう内にできた結石が，総胆管へ胆汁が出ていく「胆のう管」とよばれるところに詰まってしまい炎症を起こします．

胆管炎：結石が「総胆管」とよばれる肝臓から胆のうの合流を経て十二指腸に胆汁を流す胆管に詰まって炎症を起こすことをいいます．

胆石症の症状

　胆石が胆のう内にあるときは，自覚症状がないことが多いです（無症候性胆石）．胆のうの収縮により，胆石が移動して，胆のう頸部，胆のう管，総胆管などに引っ掛かったような状態になると，症状があらわれます．

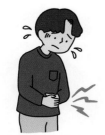

胃痛のような腹痛

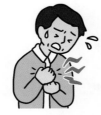

心窩部から右季肋部にかけての疼痛

> **Point**
>
> 胆石症では，胃内容物が十二指腸に移行するタイミングで心窩部から右季肋部痛を発症します．脂っこい食事のあとに多く，必然的に夕食後の発症が多いことが特徴です．

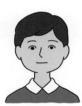

黄疸

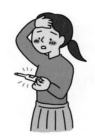

発熱

> **Point**
>
> 発熱や嘔吐，胆石によって胆管が狭窄・閉塞している場合（総胆管結石や肝内胆石）は，黄疸を伴うこともあります．

胆石症の検査

　胆のう炎の場合は，血液検査によるＣ反応性タンパク（CRP）や白血球数などの炎症反応の上昇を確認します．胆管炎の場合は炎症反応の上昇と，ビリルビン，ガンマGTP，アルカリフォスファターゼ（ALP）といった検査数値の上昇を認めます．
　画像検査（CT検査）によっても胆石の確認や胆のうの腫大（しゅだい）が確認されます．また，超音波検査も有用です．

胆石症の治療

　胆石症治療には，内科的治療，結石除去，手術の3通りがあります．とくに，疝痛（せんつう）（キリキリとした腹痛）発作を繰り返したり，急性胆のう炎や急性胆管炎を発症したりする場合，閉塞性黄疸がある場合は手術が選択されます．手術では，腹腔鏡下胆のう摘出術を行うことが多くなっています．

> 胆石症は生活習慣に起因する場合も多いため，入院中の治療における看護はもとより，食生活改善の指導も重要なポイントです．とくに，脂肪を摂取すると胆のうが強く収縮し，疝痛発作を誘発します．
> 治療中から退院後を見据えて食生活指導（規則正しい，高脂肪食を控える，暴飲暴食をしない）を行うことで再発を予防することも大切です．

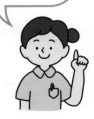

29 急性膵炎

急性膵炎って？

　急性膵炎とは，膵臓に急激な炎症が生じ，みぞおちや背部に強い痛みを生じる疾患です．

　急性膵炎は，主に女性では70歳代，男性では60歳代の患者さんが多く，どちらかというと男性に多いことがわかっています．

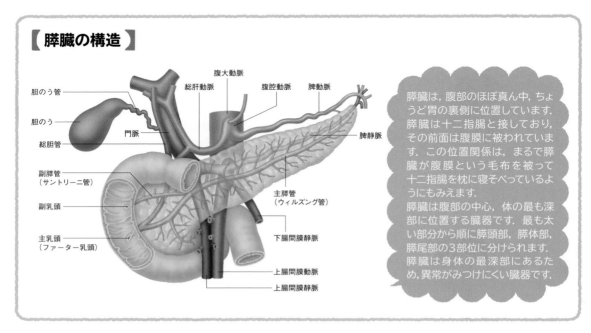

【 膵臓の構造 】

胆のう管
胆のう
総胆管
副膵管（サントリーニ管）
副乳頭
主乳頭（ファーター乳頭）
腹大動脈
総肝動脈
腹腔動脈
脾動脈
門脈
脾静脈
主膵管（ウィルズング管）
下腸間膜静脈
上腸間膜動脈
上腸間膜静脈

膵臓は，腹部のほぼ真ん中，ちょうど胃の裏側に位置しています．膵臓は十二指腸と接しており，その前面は腹膜に被われています．この位置関係は，まるで膵臓が腹膜という毛布を被って十二指腸を枕に寝そべっているようにもみえます．
膵臓は腹部の中心，体の最も深部に位置する臓器です．最も太い部分から順に膵頭部，膵体部，膵尾部の3部位に分けられます．膵臓は身体の最深部にあるため，異常がみつけにくい臓器です．

急性膵炎の病態

　急性膵炎の原因の多くは，アルコールの多飲と胆石症です．胆石が十二指腸乳頭に嵌頓（かんとん）すると，膵液の流出障害が起こり急性膵炎が発症します．

　膵がんやオッディ括約筋（かつやくきん）の機能異常でも流出障害が起き，膵炎を発症することがあります．

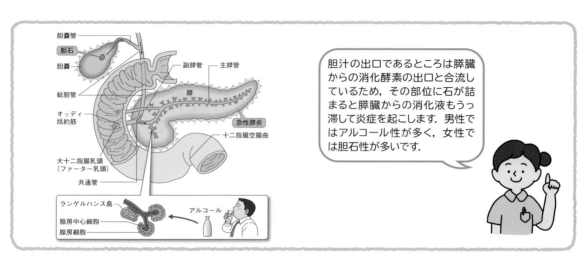

胆嚢管
胆石
胆嚢
総胆管
オッディ括約筋
大十二指腸乳頭（ファーター乳頭）
共通管
副膵管
主膵管
膵
急性膵炎
十二指腸空腸曲
ランゲルハンス島
腺房中心細胞
腺房細胞
アルコール

胆汁の出口であるところは膵臓からの消化酵素の出口と合流しているため，その部位に石が詰まると膵臓からの消化液もうっ滞して炎症を起こします．男性ではアルコール性が多く，女性では胆石性が多いです．

急性膵炎の症状

　急性膵炎の主な症状はみぞおち（上腹部）や背中に生じる強い痛みです．膵臓は後腹膜臓器であり，背側に近いため背部痛が起こります．嘔気や嘔吐も生じます．

　重症化するとショック状態になることもあります．へそのまわりに「Cullen（カレン）徴候」とよばれる皮下出血斑（紫斑）が出ることもあります．

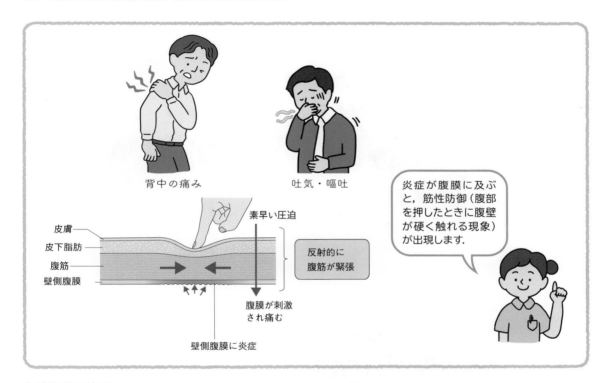

背中の痛み　　　　　吐気・嘔吐

炎症が腹膜に及ぶと，筋性防御（腹部を押したときに腹壁が硬く触れる現象）が出現します．

皮膚
皮下脂肪
腹筋
壁側腹膜

素早い圧迫

反射的に腹筋が緊張

腹膜が刺激され痛む

壁側腹膜に炎症

急性膵炎の検査

　採血検査にて，膵臓からの酵素であるアミラーゼ、リパーゼの上昇などを認めます．しかし，アミラーゼの値が高いからといって重症となるわけではありません．

　また，ビリルビンや肝酵素の上昇などを認める場合は，胆石性膵炎が疑われます．

　血中トリプシン活性が高い場合などは，アルコール性の指標にもなります．膵炎の診断に尿中トリプシノゲンなども有用です．

　造影剤を使用したCT検査にて，重症度などを評価します．

急性膵炎の治療

　急性膵炎と診断された場合は，すみやかに入院治療を行います．急性膵炎は重症化する可能性があるため，呼吸・循環のモニタリングと初期治療をすみやかに開始し，繰り返し重症度判定を行います．

　治療の基本は，十分な輸液と疼痛コントロールになります．また、最近では早期経腸栄養も推奨されていますが，重篤な消化管合併症などがある場合や循環動態が不良な場合は，注意が必要です．

30 腎機能障害

腎臓って？

　腎臓は主に老廃物の排泄や水分，電解質，酸塩基平衡（さんえんきへいこう），血行動態をホルモンなどにより調整している器官です．

　そのため，他の器官などの影響も受けやすく，また細かい血管の集合体でもあるために炎症などの影響も受けやすい器官ですが，私たちにとって，とても重要な役割を果たしています．

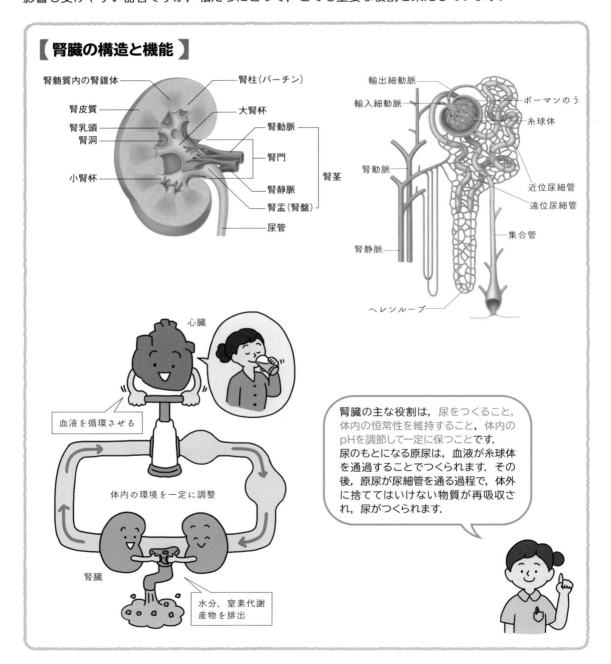

【 腎臓の構造と機能 】

腎髄質内の腎錐体
腎皮質
腎乳頭
腎洞
小腎杯
腎柱（バーチン）
大腎杯
腎動脈
腎門
腎静脈
腎盂（腎盤）
尿管
腎茎

輸出細動脈
輸入細動脈
腎動脈
腎静脈
ボーマンのう
糸球体
近位尿細管
遠位尿細管
集合管
ヘレンループ

心臓
血液を循環させる
体内の環境を一定に調整
腎臓
水分，窒素代謝産物を排出

腎臓の主な役割は，尿をつくること，体内の恒常性を維持すること，体内のpHを調節して一定に保つことです．尿のもとになる原尿は，血液が糸球体を通過することでつくられます．その後，原尿が尿細管を通る過程で，体外に捨ててはいけない物質が再吸収され，尿がつくられます．

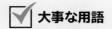
腎機能が低下すると……

　なんらかの原因で腎機能が低下してしまうと，身体から老廃物などが排泄ができなくなり，尿毒症<ruby>尿毒症<rt>にょうどくしょう</rt></ruby>といって「食欲低下」「嘔気<rt>おうき</rt>」「頭痛」「身体のだるさ」「むくみ」「動悸・息切れ」などを生じます．

　また，腎臓は身体内での酸性物質とアルカリ性物質のバランス（酸塩基平衡といいます）の調整もしていますので，腎機能が低下すると身体が酸性のほうに傾いてしまいます（アシドーシスといいます）．

【 腎機能低下による症状 】

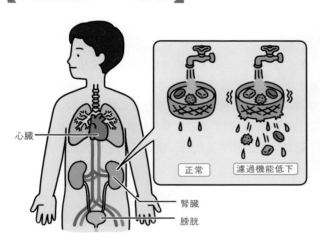

心臓

腎臓
膀胱

正常　　濾過機能低下

Point

腎臓では糸球体で血液が濾過されて原尿となり，尿細管で原尿から水分，電解質の再吸収が行われ，残ったものを尿として排出しています．

腎機能が低下するのは，この過程のどこかに障害が起こった場合と考えられます．

つまり，主に①腎血流が減少した場合，②糸球体や尿細管などの腎臓自体が障害された場合，③尿管・尿道の閉塞が起こった場合，です．

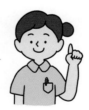

腎機能の低下により，濾過機能が低下し，老廃物が排泄できなくなって，尿毒症となります．

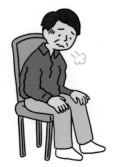
全身倦怠感

嘔気

食欲不振

意識障害

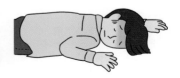

31 急性腎障害，慢性腎障害

急性腎障害

急性腎障害（急性腎不全）とは，何らかの原因によって急激に腎臓の細胞に障害が加わり，機能不全に先行して比較的軽度の腎機能低下を示す状態のことをいいます．簡単に言うと，「敗血症などが原因となって，短期間で腎機能の低下をきたした状態」です．

急性腎障害は，腎機能障害の程度によって分類されます．

慢性腎障害

慢性腎障害（慢性腎不全）とは，以下の①，②のいずれか，または①②の両方が3か月以上続く場合，と定義されています．

①尿異常，画像診断，血液，病理で腎障害の存在が明らかであり，とくにタンパク尿の存在が重要
②糸球体濾過量（GFR）＜60mL/分/1.73m^2

腎臓が単独で悪化することもありますが，多くは他の病気の合併症として起こることが多いです．

慢性腎不全で透析導入になる原因でもっとも多いのは糖尿病腎症です．その他，心不全や高血圧が原因になることも多いです．また，自己免疫疾患によって腎臓にも影響が生じて起こることもあります．感染症などで重度の急性腎障害から，慢性腎不全に移行することもあります．

慢性腎不全は心血管疾患の原因にもなり，死亡率も上昇するため，慢性腎不全の発症予防と進行防止は世界的な問題となっています．

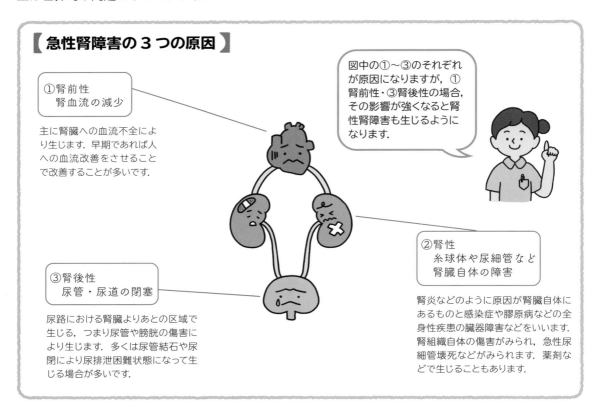

【 急性腎障害の3つの原因 】

① 腎前性
　腎血流の減少

主に腎臓への血流不全により生じます．早期であれば人への血流改善をさせることで改善することが多いです．

図中の①～③のそれぞれが原因になりますが，①腎前性・③腎後性の場合，その影響が強くなると腎性腎障害も生じるようになります．

② 腎性
　糸球体や尿細管など
　腎臓自体の障害

腎炎などのように原因が腎臓自体にあるものと感染症や膠原病などの全身性疾患の臓器障害などをいいます．腎組織自体の傷害がみられ，急性尿細管壊死などがみられます．薬剤などで生じることもあります．

③ 腎後性
　尿管・尿道の閉塞

尿路における腎臓よりあとの区域で生じる，つまり尿管や膀胱の傷害により生じます．多くは尿管結石や尿閉により尿排泄困難状態になって生じる場合が多いです．

大事な用語 ▶ 急性腎障害　腎前性　腎性　腎後性　慢性腎障害　慢性腎不全

タンパク尿　クレアチニン　糸球体濾過量（GFR）　糖尿病腎症

慢性腎不全の症状

●尿量の低下や浮腫，老廃物などの貯留
　→倦怠感や食欲不振

●尿量低下により体内に水分が貯留し，肺に水分がたまる
　→呼吸困難感，肺水腫

●尿毒症進行
　→意識障害など

●カリウムの排泄低下など
　→高カリウム血症を生じ，致死的不整脈を生じる場合もある

●血液産生を促す「エリスロポエチン」（ホルモン）の分泌低下
　→貧血（腎性貧血ともいう）が進行することもある

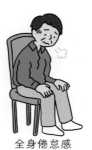
全身倦怠感

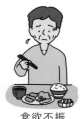
食欲不振

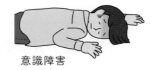
意識障害

慢性腎不全の検査

　尿検査にてタンパク尿の確認が重要です．壊れた腎組織からタンパクが尿に漏れ出てくるイメージです．

　血液検査でクレアチニンや尿素窒素を測定します．その値より糸球体濾過量（GFR）を推測したりして，その値からも検討します．

慢性腎不全の治療

　腎臓は細かい血管の集合組織であり，一度壊れてしまうとまず回復する見込みはありません．治療というよりは，これ以上，腎機能を悪化させないということが重要になります．

　そのためには，腎不全を合併した原疾患のコントロールが必要となります．たとえば原疾患が糖尿病であれば血糖コントロール，原疾患が高血圧であれば血圧コントロールなどを行います．

> 腎機能の低下が進行し，尿がちゃんと生成できず外に排泄できなかったりすると水分過多になってしまったり，老廃物がたまってしまうと尿毒症の危険性もあります．そのような場合は，透析の導入も検討します．
> また，食事なども塩分の取りすぎやカリウムが多く含まれるようなものは，腎臓に負担をかけたり排泄が追いつかなかったりするため，控える必要があります．食事コントロールが必要です．
> さらに薬なども腎臓から排泄されるため，薬剤投与量の調整も必要となります．

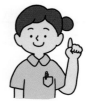

32 尿路結石症

尿路結石症とは？

　腎臓から尿管，膀胱，尿道までの尿路に結石ができ詰まる病気です．

　結石ができる原因は尿路奇形などもありますが，ストレスや食生活，年齢なども関連しているといわれています．

　そのほかに，副甲状腺機能亢進症なども原因の1つとしてあります．

　腎臓では「腎結石」，尿管では尿管結石などといわれます．ほうれん草やコーヒー，紅茶，ナッツなどに含まれるシュウ酸などを過剰にとるとカルシウムと反応しシュウ酸カルシウム結石を形成することもあります．

【 尿路結石症の発生部位 】

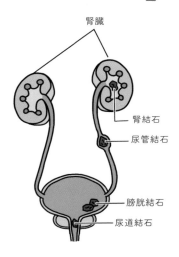

腎臓
腎結石
尿管結石
膀胱結石
尿道結石

Point

腎や尿管にできるものを上部尿路結石，膀胱や尿道にできるものを下部尿路結石といいます．
日本人の多くは上部尿路結石で，30～50歳代の男性に多く発症します．
尿路結石症は，下にあげた原因のほかにも，高カロリー・高タンパク・高脂質の食生活，肥満，ストレス，偏食，メタボリックシンドローム，脱水による尿の濃縮などもあります．

【 尿路結石症の原因 】

尿流停滞	尿管狭窄，前立腺肥大症，神経因性膀胱，腎盂尿管移行部狭窄，多発性嚢胞腎，髄質海綿腎，長期臥床
尿路感染	グラム陰性桿菌
代謝異常症	高尿酸尿症，高カルシウム尿症，高リン酸尿症，高シュウ酸尿症，低マグネシウム尿症，低クエン酸尿症，糖尿病，副甲状腺機能亢進症，尿細管性アシドーシス，クッシング症候群，シスチン尿症，関節リウマチ，多発性嚢胞腎，髄質海綿腎
薬物性	副腎皮質ステロイド薬，アセタゾラミド，活性型ビタミンD製剤，尿酸排泄促進薬，インジナビル（AIDS治療薬）
尿pH異常	酸性尿：シスチン結石 尿酸結石アルカリ尿：リン酸カルシウム結石，リン酸マグネシウムアンモニウム結石

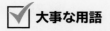
尿路結石症の症状

　尿路結石症の典型的な症状は，腹痛や背部痛です．

　有名な症状として肋骨脊柱角叩打痛(CVA tenderness)などがあります．疼痛部位が移動し降りてくるのも一つの特徴です．

　また感染を伴っている場合は，発熱や悪寒・戦慄などの症状も生じます．

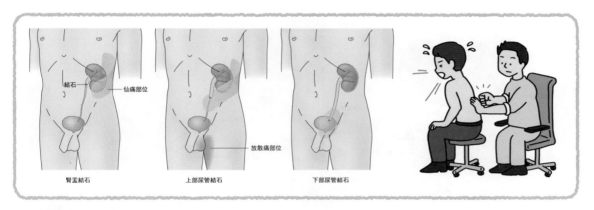

尿路結石症の治療

　結石の大きさや状態により介入が変わります．1cm以下の大きさの結石であれば，自然に流れ出てくるのを待ったりしますが，1cm異常の大きさであったり長期間落ちてこない結石などは破砕術などを施行します．

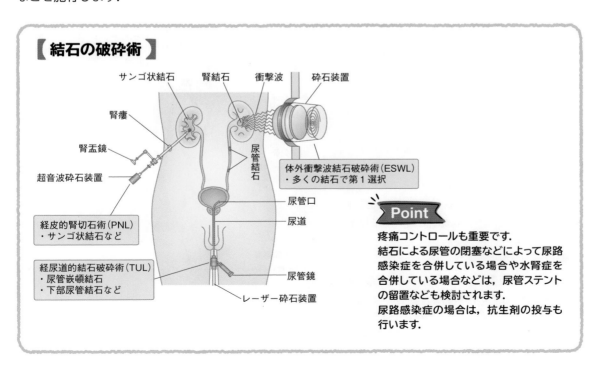

【 結石の破砕術 】

- サンゴ状結石
- 腎結石
- 衝撃波
- 砕石装置
- 腎瘻
- 腎盂鏡
- 超音波砕石装置
- 尿管結石
- 体外衝撃波結石破砕術(ESWL)
  - ・多くの結石で第1選択
- 経皮的腎切石術(PNL)
  - ・サンゴ状結石など
- 尿管口
- 尿道
- 経尿道的結石破砕術(TUL)
  - ・尿管嵌頓結石
  - ・下部尿管結石など
- 尿管鏡
- レーザー砕石装置

Point

疼痛コントロールも重要です．
結石による尿管の閉塞などによって尿路感染症を合併している場合や水腎症を合併している場合などは，尿管ステントの留置なども検討されます．
尿路感染症の場合は，抗生剤の投与も行います．

33 脳卒中（脳血管障害）

脳の血管って？

　脳は，心臓からの血液は左右の内頸動脈と椎骨動脈に送り出され，脳はこれらにより栄養されます．静脈となった血管は，脳の表面と深部の静脈（洞）に連なり，内頸静脈から心臓へ還ります．

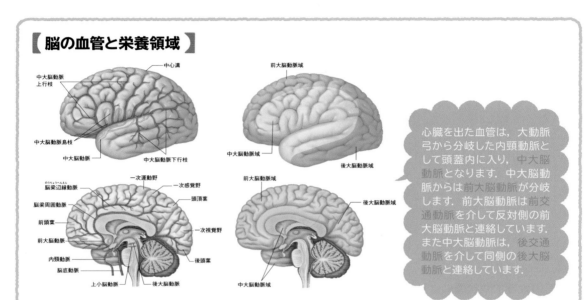

【 脳の血管と栄養領域 】

心臓を出た血管は，大動脈弓から分岐した内頸動脈として頭蓋内に入り，中大脳動脈となります．中大脳動脈からは前大脳動脈が分岐します．前大脳動脈は前交通動脈を介して反対側の前大脳動脈と連絡しています．また中大脳動脈は，後交通動脈を介して同側の後大脳動脈と連絡しています．

【 椎骨動脈系とウイリス動脈輪 】

●椎骨動脈系

大脳への血流は，左心室から続く大動脈より始まります．大脳を灌流・栄養する動脈は，大動脈・総頸動脈から分岐した左右の内頸動脈と，左右の鎖骨下動脈より分岐した左右の椎骨動脈の合計4つの動脈です．右の内頸動脈と鎖骨下動脈は，腕頭動脈から同じ分岐部において分かれます．鎖骨下動脈より分岐した左右の椎骨動脈は，橋前面で合流し脳底動脈となり，大脳に入り左右の後大脳動脈となります．後大脳動脈は後交通動脈を介して同側の中大脳動脈と連絡しています．

●ウイリス動脈輪

脳内動脈の特徴は，左右の前大脳動脈，前交通動脈，左右の内頸動脈，左右の中大脳動脈，左右の後交通動脈，左右の後大脳動脈より構成される脳血管の輪，ウイリス動脈輪の存在です．このウイリス動脈輪が側副血行路*の役割を果たします．

＊側副血行路：主要な血管に閉塞が生じたとき，血流を保つために自然に発達してくる血液の通り道のこと．

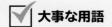
脳卒中って？

　脳の血管が詰まってしまったり，脳の血管が破けて出血してしまったりするような疾患を総称して「脳卒中」といいます．

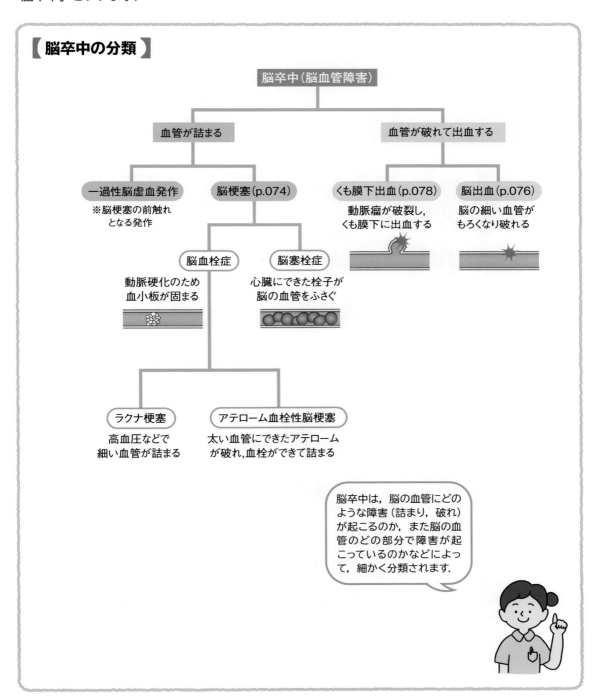

【 脳卒中の分類 】

脳卒中（脳血管障害）

血管が詰まる / 血管が破れて出血する

一過性脳虚血発作
※脳梗塞の前触れとなる発作

脳梗塞（p.074）

脳血栓症
動脈硬化のため血小板が固まる

脳塞栓症
心臓にできた栓子が脳の血管をふさぐ

くも膜下出血（p.078）
動脈瘤が破裂し，くも膜下に出血する

脳出血（p.076）
脳の細い血管がもろくなり破れる

ラクナ梗塞
高血圧などで細い血管が詰まる

アテローム血栓性脳梗塞
太い血管にできたアテロームが破れ，血栓ができて詰まる

脳卒中は，脳の血管にどのような障害（詰まり，破れ）が起こるのか，また脳の血管のどの部分で障害が起こっているのかなどによって，細かく分類されます．

34 脳梗塞

脳梗塞って？

　脳梗塞とは，脳血管が詰まってしまう疾患です．脳の血管が詰まることにより，詰まった血管から先の脳組織に酸素や栄養が供給されなくなり，その領域の脳組織がダメになってしまいます．

【 代表的な脳梗塞 】

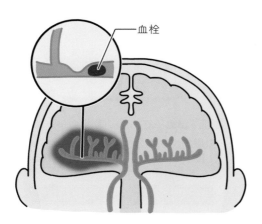

血栓

脳の血管が詰まって（梗塞して）しまう原因はいくつかあり，最近では原因によって「アテローム血栓性脳梗塞」「ラクナ梗塞」「心原性塞栓症」と分けるようになっています．
他にがんなどの腫瘍が原因で起こる脳梗塞であるトルソー症候群などもあります．

アテローム血栓性脳梗塞	ラクナ梗塞	心原性塞栓症

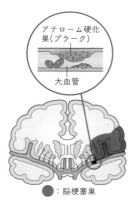

アテローム硬化巣（プラーク）
大血管

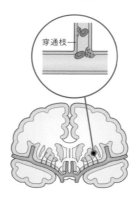

穿通枝

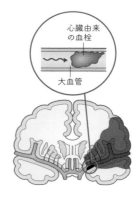

心臓由来の血栓
大血管

■：脳梗塞巣

多くは動脈硬化によってコレステロールや血栓がたまって徐々に細くなり，最後に詰まってしまうものです．アテロームとは粥状硬化（じゅくじょう）といい，動脈硬化の一種です．

脳血管でも比較的細く小さい血管が多発的に詰まることがあります．また異常高血圧などにより脳血管が収縮してしまい狭窄から閉塞に至る場合もあります．比較的小さい梗塞が多いため，気づかないうちに起こしていることも多くあります．

心房細動などの不整脈では心臓内で血栓を形成することがあります．その血栓が何らかの拍子に心臓から大動脈に流入し頭へ行く動脈内に入りそのまま脳まで到達し梗塞を起こす場合があります．心房細動の患者さんが抗凝固薬を内服するのはこのためです．

脳梗塞の症状

　脳梗塞の症状は，梗塞部位が支配していた領域の麻痺(まひ)によって生じます．

　よくある症状は，半身麻痺や構語・構音障害などがあります．このような脳の特定部位がつかさどっている機能が障害されることで生じる局所症状を「巣症状(そう)」といいます．

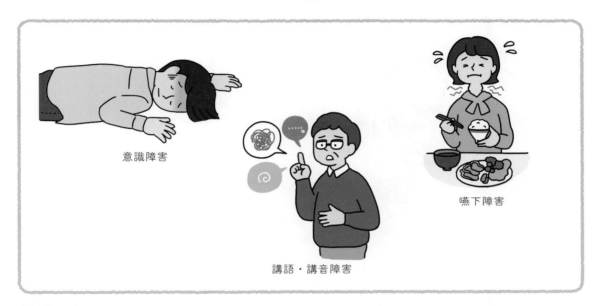

意識障害

講語・講音障害

嚥下障害

脳梗塞の検査

　脳出血との鑑別のためにCT検査を施行しますが，脳梗塞急性期の場合では画像に出てきません．Early CT sign(アーリー・シーティ・サイン)とよばれる所見もありますが，慣れていないと見逃すこともあります．確実に診断するのであれば，MRI検査を施行します．そのほか，広範囲の梗塞の場合は脳血管の太い部分が梗塞を起こしている可能性があるため，造影剤を使用したCT検査も有効ですが，小さな梗塞はみつからないこともあります．

■参考　脳梗塞（ラクナ梗塞）のCT画像

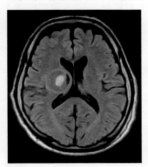

○の部分に梗塞を起こしている箇所（梗塞巣）が白く描出されています．

脳梗塞の治療

　現在では条件がそろえば，血栓回収療法をカテーテルを使って行うこともあります．また，そのほかに血栓溶解療法を施行することもありますが，出血リスクなどが非常に高いため，ガイドラインに準じて施行します．

　一番は，血圧コントロールや再梗塞の予防などが重要です．抗血小板薬や抗凝固薬などの投与が開始されます．さらに重要なのはリハビリテーションとなります．

35 脳出血

脳出血って？

　脳出血は，脳実質内(のうじっしつない)を走行している脳血管が破けることによって，脳実質内に出血を起こして血腫(けっしゅ)を生じます．原因として高血圧や動脈硬化などがあります．

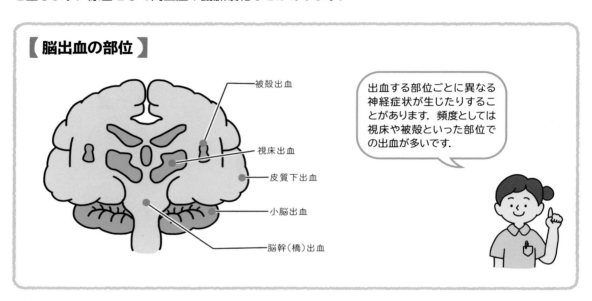

【 脳出血の部位 】

被殻出血
視床出血
皮質下出血
小脳出血
脳幹（橋）出血

出血する部位ごとに異なる神経症状が生じたりすることがあります．頻度としては視床や被殻といった部位での出血が多いです．

脳出血の症状

　脳梗塞と同じように麻痺などの神経症状が生じますが，一番の違いは頭痛です．脳出血では頭痛が一番の主訴になってきます．

　出血して血腫を形成すると，頭蓋骨で囲まれた脳はその血腫の分だけ押されることにより頭蓋内圧が上昇します．それにより，頭痛症状が生じます．このように頭蓋内圧が上昇し，脳組織が押されてずれることを「脳ヘルニア」といいます．このような所見がみられた場合は非常に危険であるため，すぐに処置が必要になります．

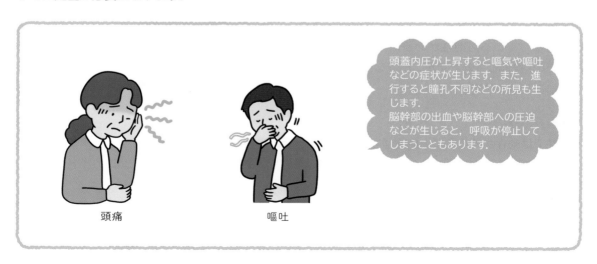

頭痛　　　　　　　嘔吐

頭蓋内圧が上昇すると嘔気や嘔吐などの症状が生じます．また，進行すると瞳孔不同などの所見も生じます．
脳幹部の出血や脳幹部への圧迫などが生じると，呼吸が停止してしまうこともあります．

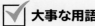
出血部位と症状

脳出血は，出血している部位によって以下のような特徴を示します．

	被殻出血	視床出血	脳幹出血	小脳出血
意識障害	（＋）	（＋）	（＋＋）	（±）
運動障害	片麻痺 （病巣の対側）	片麻痺 （病巣の対側）	四肢麻痺	失調
感覚障害	病巣の対側	病巣の対側	両側〜病巣の対側	（−）
眼症状	右被殻出血の場合			右小脳出血の場合
眼位	病巣側共同偏視	下方共同偏視	正中位固定	健側への共同偏視
眼孔大きさ	正常	小	縮瞳	縮瞳
嘔吐	ときどき	ときどき	（＋）	激烈，反復性
けいれん	（＋）	（−）	（−）	（−）
急速悪化	（−）	（−）	（＋）	（−）
その他	対側同名半盲 失語・失行・失認		呼吸障害	めまい 激しい激痛

脳出血の検査

脳出血の場合，頭部CT検査にて，頭蓋内に高吸収域（白っぽく映し出される）を認めます．

脳出血の治療

脳ヘルニアや巨大血腫がみられたりした場合は，血腫除去術などを行い，頭蓋内の圧力を逃がします．しかし，脳幹部出血の場合などは，基本は手術の適応はありません．重要となってくるのは血圧のコントロールです．

その他，脳圧亢進を防ぐ薬剤を投与したりします．

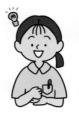
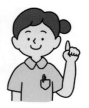

36 くも膜下出血

くも膜下出血って？

くも膜下出血とは名前の通り，軟膜とくも膜の間を通っている動脈からの出血により生じます．
外傷でも生じることはありますが，多くは脳動脈瘤の破裂によるものが多いです．
くも膜下出血は，脳血管障害の約8％，突然死の7％にあたり，50〜60歳代の女性に多いとされています．

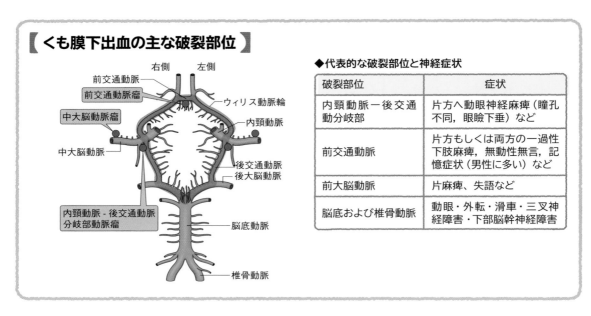

【 くも膜下出血の主な破裂部位 】

◆代表的な破裂部位と神経症状

破裂部位	症状
内頸動脈−後交通動分岐部	片方へ動眼神経麻痺（瞳孔不同，眼瞼下垂）など
前交通動脈	片方もしくは両方の一過性下肢麻痺，無動性無言，記憶症状（男性に多い）など
前大脳動脈	片麻痺、失語など
脳底および椎骨動脈	動眼・外転・滑車・三叉神経障害・下部脳幹神経障害

くも膜下出血の症状

よく言われる症状は「頭を金属バットで殴られたような痛み」などがありますが，金属バットで殴られるようなことはそうそうないと思いますので，要するに「今までに経験したことのない頭痛」です．また，それに伴う嘔気・嘔吐です．

ただし，まれに頭痛があるけれども様子をみていたら，数日後にとんでもない頭痛になり，搬送されてくるといった，脳動脈瘤の再破裂のパターンもあります．

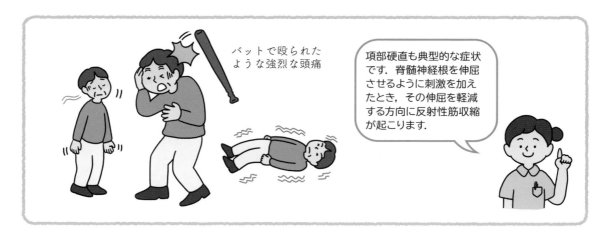

くも膜下出血の検査

　頭部CT検査で脳の周囲に高吸収域（白っぽく映し出される）を認めます．

　また，造影剤を使用しどこから出血しているかなどを検索し，状況に応じて脳血管カテーテル検査も施行します．

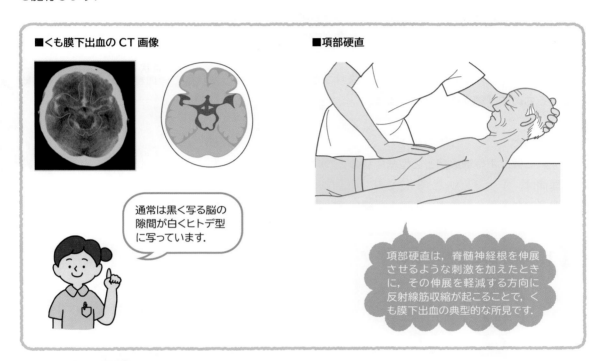

■くも膜下出血のCT画像

通常は黒く写る脳の隙間が白くヒトデ型に写っています．

■項部硬直

項部硬直は，脊髄神経根を伸展させるような刺激を加えたときに，その伸展を軽減する方向に反射線筋収縮が起こることで，くも膜下出血の典型的な所見です．

くも膜下出血の治療

　脳血管カテーテルにて動脈瘤にコイルを詰めたり，開頭術（かいとうじゅつ）によりクリップなどします．出血量が多い場合は，開頭減圧を行うこともあります．また血圧のコントロールも重要です．再出血するリスクや攣縮（れんしゅく）とよばれる血管のけいれんが生じることもあるので，注意して経過をみていきます．

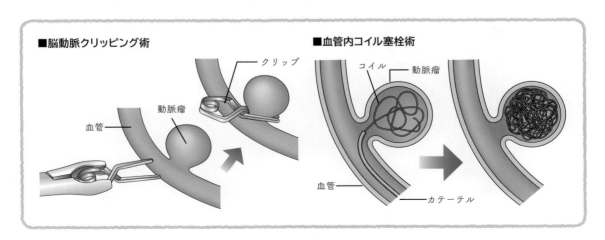

■脳動脈クリッピング術

クリップ

動脈瘤

血管

■血管内コイル塞栓術

コイル

動脈瘤

血管

カテーテル

37 糖尿病①

人体は栄養素の１つである糖質を摂取，もしくは他のものより合成します．それらを血液を通して必要な組織・細胞に送り届けます．組織や細胞に取り込まれる際に「インスリン」というホルモンが必要になります．膵臓には膵島(ランゲルハンス島)とよばれる内分泌機能をもった細胞の集団が存在します．膵島内には，A細胞・B細胞・D細胞の３つの内分泌細胞があります．A細胞は糖新生を促進して血糖値を上げる「グルカゴン」を分泌し，B細胞では血糖値を下げる「インスリン」が分泌されます．D細胞から分泌されるのは「ソマトスタチン」で，これにはインスリン・グルカゴンの分泌を抑制する作用があります．

このインスリンが足りない状態やインスリンが効きにくくなった状態で，血糖値が高い状態が継続しているものを「糖尿病」といいます．

糖尿病の病態

糖尿病には，１型糖尿病と２型糖尿病の２つのタイプがあります．

糖尿病は，①インスリンが分泌されない，②インスリンが不足している，③インスリンが効きにくい，の３つが考えられます．①は１型糖尿病，②③は２型糖尿病です．

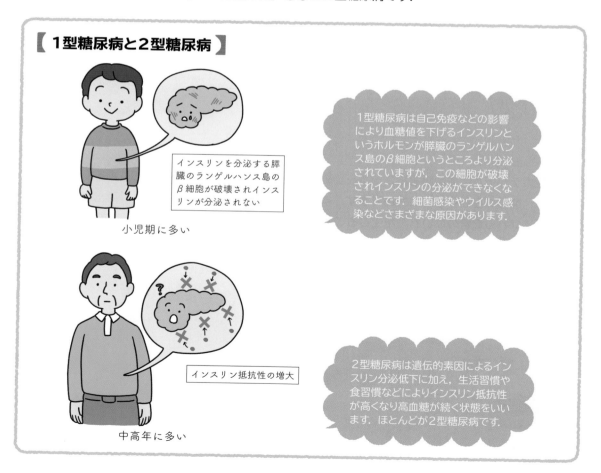

【 １型糖尿病と２型糖尿病 】

インスリンを分泌する膵臓のランゲルハンス島のβ細胞が破壊されインスリンが分泌されない

小児期に多い

1型糖尿病は自己免疫などの影響により血糖値を下げるインスリンというホルモンが膵臓のランゲルハンス島のβ細胞というところより分泌されていますが，この細胞が破壊されインスリンの分泌ができなくなることです．細菌感染やウイルス感染などさまざまな原因があります．

インスリン抵抗性の増大

中高年に多い

2型糖尿病は遺伝的素因によるインスリン分泌低下に加え，生活習慣や食習慣などによりインスリン抵抗性が高くなり高血糖が続く状態をいいます．ほとんどが2型糖尿病です．

糖尿病の症状

　多飲，多尿，体重減少などがあります．小児では夜尿で気づかれる場合があります．血糖値が高くなると尿に含まれる糖分の量も増えるため，浸透圧差が生じ，水分が尿に引っ張られてしまいます．ある程度の血糖値であれば，腎臓で糖分の再吸収などで調整できますが，高血糖では再吸収できずに尿中に糖分が漏れてしまい，そのまま水分も引っ張られてしまいます．そのため細胞は脱水となり口渇・多飲が引き起こされ，多尿となります．

　また，インスリンが枯渇すると細胞に糖質が吸収されないため，エネルギーを作ることができず，やせていくことがあります．

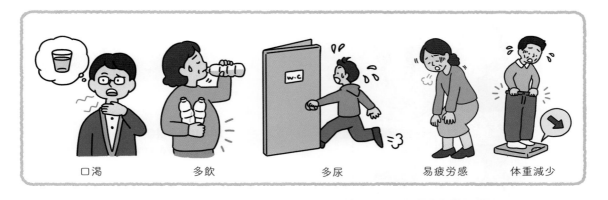

口渇　　　　　　多飲　　　　　　多尿　　　　　　易疲労感　　　体重減少

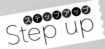
低血糖症状って？

急激な高血糖で昏睡にいたる場合があると説明しましたが，低血糖でも昏睡を起こす危険があります．
糖尿病患者さんでは，インスリンや経口血糖降下薬などによる薬物療法を行いますが，投与の量やタイミングを誤ったり，食事が摂れなかったり，運動を行ったりすることで，血糖値が著しく低下する場合があります．
低血糖は，臨床的に血糖値が70mg/dL以下の場合をいいます．低血糖の初期症状では，血糖値を上昇させようとするため，交感神経刺激症状が現れます．動悸，手指振戦，発汗，顔面蒼白などです．
さらに進行して血糖値が50mg/dL以下になると，倦怠感や意識障害が現れ，30mg/dL以下ではけいれん，昏睡をきたし，生命に危険がおよびます．

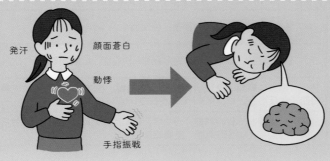

発汗　　　顔面蒼白

動悸

手指振戦

38 糖尿病②

糖尿病の合併症

高血糖状態が続くと血管や神経などが障害されていき，糖尿病3大合併症（糖尿病網膜症，神経障害，腎症）などが生じます．動脈硬化の原因にもなり，脳梗塞や心筋梗塞の原因にもなります．

【 大血管合併症と細小血管合併症 】

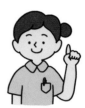

高血糖が持続すると，体内のタンパク質に糖が結合し，変性します．これにより血管障害が起こります．

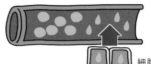

細胞の水分が血管内に移動中

喉が渇く → 多飲

多尿！

血管のタンパク質に等が結合

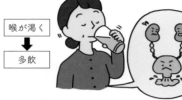

大血管合併症 — 動脈硬化

小血管合併症

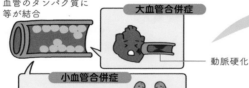

神経障害　網膜症　腎症

■大血管合併症
→動脈硬化（脳梗塞，心筋梗塞など）

■細小血管合併症
→神経障害，網膜症，腎症
3大合併症

細小血管合併症（3大合併症）	し	糖尿病神経障害	感覚・運動神経障害，自律神経障害，単神経障害
	め	糖尿病網膜症	毛細血管瘤，網膜出血，網膜浮腫，硬性白斑，軟性白斑，静脈異常，新生血管，硝子体出血，網膜剥離
	じ	糖尿病腎症	微量アルブミン尿，顕性アルブミン尿，持続性タンパク尿，腎機能の低下など
大血管合併症（動脈硬化性疾患）	え	末梢動脈疾患	下肢の冷感・しびれ，間欠性跛行，安静時疼痛，皮膚潰瘍・壊死
	の	脳血管障害	脳梗塞，脳出血
	き	冠動脈疾患	虚血性心疾患（狭心症，心筋梗塞）
糖尿病足病変			角化，亀裂，乾燥，タコ，ウオノメ，足白癬，巻き爪，陥入爪，皮膚潰瘍，熱傷，外反母趾，内反小趾，ハンマートゥ，クロウトゥ，シャルコー足
そのほかの合併症（糖尿病関連疾患）			認知症，歯周病，骨粗鬆症，うつ病，がん，非アルコール性脂肪性肝疾患，糖尿病白内障，感染症（尿路感染症，皮膚感染症）

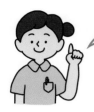

> また，糖尿病の患者さんでは，感染症などで急激な高血糖をきたし，昏睡におちいることがあります．これには，①糖尿病ケトアシドーシス，②高血糖高浸透圧症候群があります．

①糖尿病性ケトアシドーシス（DKA）

　１型糖尿病の患者さんにしか起こらないとされてきましたが，昨今２型糖尿病の患者さんにも起こるようになってきました．

　インスリンの絶対的な欠乏により，血糖値の上昇が起こります．しかし，血糖を利用するためには細胞内に入らないといけないため，インスリンが必要です．そのインスリンがないため血管内は糖質いっぱいですが，それを使う細胞内は低血糖状態です．そのため，「異化」といって貯蔵されている脂肪やタンパク質からどんどん糖質を作り始めます．しかし，作った糖質は細胞内に入ることはできないため，血管内に糖質がたまってしまい，血糖値がどんどん上昇していきます．

　血糖値がどんどん上昇すると尿量も増えていき，脱水症状が生じ，また糖質を作ったときに出る分解産物であるケトン体という酸性物質が体内に増えていきます．酸性物質が増えると身体が酸性に傾いていく「アシドーシス」という状態になります．

　このような状態が進行していくと昏睡や死にいたることもあります．クスマウル呼吸などの特徴的な症状があります．

②高血糖高浸透圧症候群（HHS）

　著しい高血糖と高度の脱水により，血漿浸透圧が上昇して，循環不全におちいった状態です．２型糖尿病で起こり，手術，感染症，薬剤により血糖上昇を招いた場合や，高齢者の水分摂取不足による脱水などが誘因となります．

　身体症状は糖尿病性ケトアシドーシスと比べて少なく，脱水症状やけいれん，四肢脱力などです．

糖尿病の検査

　１型糖尿病の場合は，抗GAD抗体やICAといった自己抗体の検査などを行います．

　１型，２型とも血糖値や尿糖，HbA1cなどの測定をします．またブドウ糖負荷試験（75g経口ブドウ糖負荷試験）という検査を行うこともあります．

　すぐに糖尿病と診断されることはなく，正常型，境界型，糖尿病型と分類され検査を重ねていきます．ただし，空腹時血糖値126mg/dL以上，HbA1c6.5％以上の場合は，そのまま糖尿病と診断されます．

糖尿病の治療

　１型糖尿病の場合はインスリンが産生されないため，インスリンの補充が必要です．

　２型糖尿病の場合はまずは食生活や生活習慣の改善，運動療法などを行っていきます．状態により経口血糖降下薬を使用したり，コントロールがつかなければインスリンの使用もします．内服薬は糖の吸収を抑えたり，糖の排泄を促進したり，インスリン分泌を促したりする薬があります．

　糖尿病性ケトアシドーシスなどに至った場合は，インスリン投与および大量補液により脱水を補正していきます．血糖値を細かに測定しながら調節していきます．

39 甲状腺機能亢進症①

甲状腺って？

甲状腺は頸部前面に位置する内分泌器官であり，甲状腺ホルモンを分泌しています．

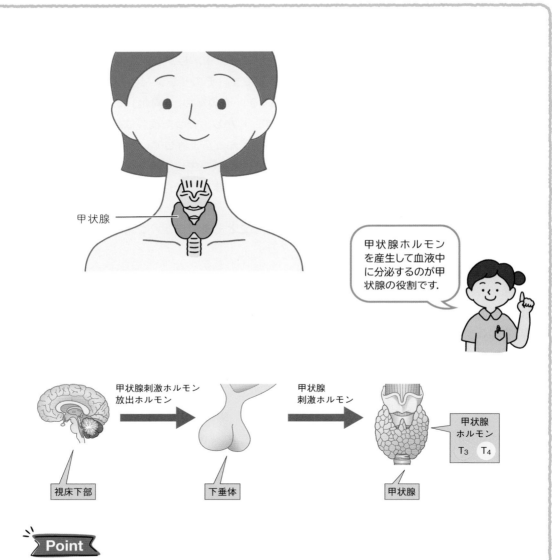

甲状腺

甲状腺ホルモンを産生して血液中に分泌するのが甲状腺の役割です．

甲状腺刺激ホルモン放出ホルモン

甲状腺刺激ホルモン

甲状腺ホルモン
T_3　T_4

視床下部　　　　　下垂体　　　　　甲状腺

Point

分泌の前段階として，視床下部からの甲状腺刺激ホルモン放出ホルモン（TRH）と，下垂体前葉からの甲状腺刺激ホルモン（TSH）の刺激を受けることで，甲状腺は甲状腺ホルモン（サイロキシン：T_4，トリヨードサイロニン：T_3）を産生・分泌しています．甲状腺ホルモンは，成長促進や熱産生促進など多岐にわたる作用を，身体のいたるところで促しているのです．
また，身体の内的状態・精神的状態を制御する中枢である視床下部や下垂体の内分泌機能は，ヒトの生命活動にとって欠かせない存在といえます．

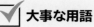
甲状腺ホルモンの作用

　甲状腺ホルモンは，血液を通して細胞に新陳代謝を活発化させる作用があります．つまり出過ぎると代謝が活性され，少なすぎると代謝が落ちていきます．

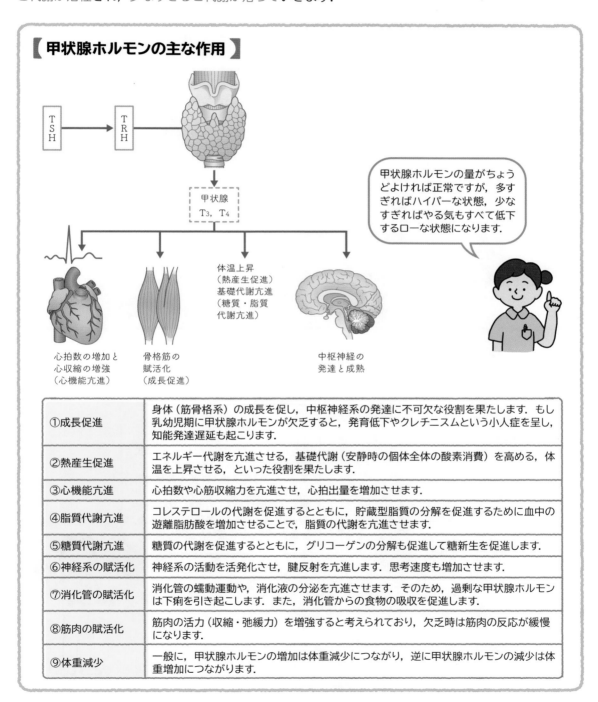

【 **甲状腺ホルモンの主な作用** 】

甲状腺ホルモンの量がちょうどよければ正常ですが，多すぎればハイパーな状態，少なすぎればやる気もすべて低下するローな状態になります．

心拍数の増加と
心収縮の増強
（心機能亢進）

骨格筋の
賦活化
（成長促進）

体温上昇
（熱産生促進）
基礎代謝亢進
（糖質・脂質
代謝亢進）

中枢神経の
発達と成熟

①成長促進	身体（筋骨格系）の成長を促し，中枢神経系の発達に不可欠な役割を果たします．もし乳幼児期に甲状腺ホルモンが欠乏すると，発育低下やクレチニスムという小人症を呈し，知能発達遅延も起こります．
②熱産生促進	エネルギー代謝を亢進させる，基礎代謝（安静時の個体全体の酸素消費）を高める，体温を上昇させる，といった役割を果たします．
③心機能亢進	心拍数や心筋収縮力を亢進させ，心拍出量を増加させます．
④脂質代謝亢進	コレステロールの代謝を促進するとともに，貯蔵型脂質の分解を促進するために血中の遊離脂肪酸を増加させることで，脂質の代謝を亢進させます．
⑤糖質代謝亢進	糖質の代謝を促進するとともに，グリコーゲンの分解も促進して糖新生を促進します．
⑥神経系の賦活化	神経系の活動を活発化させ，腱反射を亢進します．思考速度も増加させます．
⑦消化管の賦活化	消化管の蠕動運動や，消化液の分泌を亢進させます．そのため，過剰な甲状腺ホルモンは下痢を引き起こします．また，消化管からの食物の吸収を促進します．
⑧筋肉の賦活化	筋肉の活力（収縮・弛緩力）を増強すると考えられており，欠乏時は筋肉の反応が緩慢になります．
⑨体重減少	一般に，甲状腺ホルモンの増加は体重減少につながり，逆に甲状腺ホルモンの減少は体重増加につながります．

40 甲状腺機能亢進症②

甲状腺機能亢進症の病態

　　甲状腺ホルモンの産生過剰になる代表的な疾患は，バセドウ病です．また，甲状腺ホルモン過剰に流出してしまう疾患には，甲状腺炎などがあります．

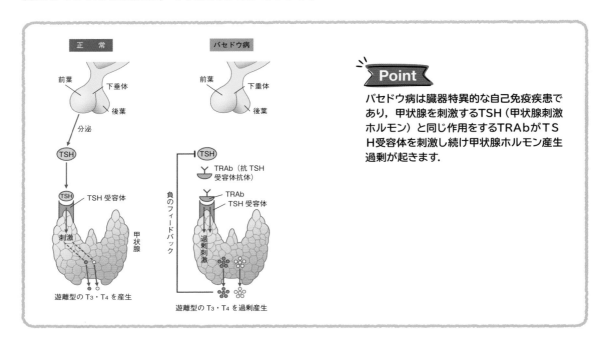

Point

バセドウ病は臓器特異的な自己免疫疾患であり，甲状腺を刺激するTSH（甲状腺刺激ホルモン）と同じ作用をするTRAbがTSH受容体を刺激し続け甲状腺ホルモン産生過剰が起きます．

甲状腺機能亢進症の症状

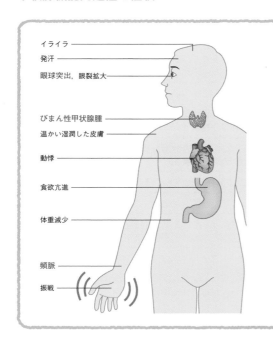

特徴的な症状としてびまん性甲状腺腫，頻脈，眼球突出があります．これらを「メルゼブルグの3徴」といいます．このほかにも，多汗・皮膚湿潤，るいそう（やせ），下痢（排便回数増加），筋脱力，毛髪の皮薄化，月経過小，呼吸苦，手指および舌の振戦，精神不安定・神経質（イライラ感），注意力散漫，記憶力低下などの症状が出現します．

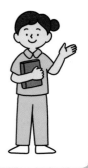

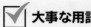
甲状腺機能亢進症の検査

甲状腺刺激ホルモンや甲状腺ホルモンであるT_3やT_4の測定を行います．また，自己抗体である抗TSH受容体抗体（TRAb）や甲状腺刺激抗体（TSAb）などを測定します．

自己抗体が陰性の場合は，無痛性(むつうせい)甲状腺炎や亜急性(あきゅうせい)甲状腺炎などが疑われます．また，超音波検査などで甲状腺の状態を調べることもします．

甲状腺機能亢進症の治療

治療方法としては薬剤，手術，放射性ヨウ素内用療法などがあります．

薬剤の内服療法は抗甲状腺薬であるチアマゾールやプロピオウラシルなどの内服を行います．バセドウ病の場合，即効性があるのは手術で肥大した甲状腺を切除することですが，甲状腺クリーゼを起こす可能性があるため注意が必要です．放射性ヨウ素を内服し，甲状腺内部を破壊することもあります．

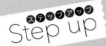 **甲状腺クリーゼ**

バセドウ病を長年未治療でいたり，不十分な治療のため増加した甲状腺ホルモンが感染やDKA，ストレス，外傷，手術などで一気に放出され過剰な甲状腺ホルモン分泌になった状態です．発熱，頻脈，心不全症状，消化器症状，興奮などの中枢神経症状を呈している状態となります．薬剤によって誘発されることもあります．放置すると非常に危険な状態になるため，すぐに治療が必要となります．

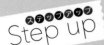 **甲状腺機能低下症**

甲状腺ホルモンの分泌量が増加することで起こる甲状腺機能亢進症に対して，分泌量が少なくなって起こるのが，甲状腺機能低下症です．甲状腺機能低下症の代表的な疾患には，橋本病があります．

甲状腺機能亢進症と甲状腺機能低下症の特徴についてそれぞれまとめますので，整理しておきましょう！

	甲状腺機能亢進症	甲状腺機能低下症
全身状態	易疲労感，全身倦怠感	脱力感，易疲労感
暑がり・寒がり	暑がり	寒がり
発汗	過多	減少，皮膚乾燥
体重	減少	増加
食欲	亢進	低下
排便	軟便，下痢，排便回数増加	便秘
精神状態	イライラ，集中力低下，不眠	ゆううつ，動作緩慢，思考力低下
その他	動悸，心悸亢進	浮腫，脱毛

41 甲状腺がん

甲状腺がんって？

　甲状腺に生じる悪性の腫瘍を指します．甲状腺に生じる多くは良性ですが，一部悪性のものがあります．触診で甲状腺に結節がみつかった場合の5～17％に，甲状腺がんの可能性があります．

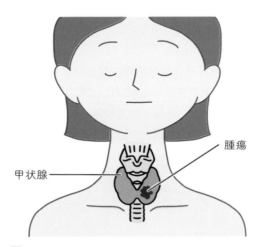

腫瘍

甲状腺

【 甲状腺がんの病態 】

甲状腺がんは，組織型によって進行のスピードや悪性度が異なります．乳頭がん，濾胞がんは進行が緩やかで予後も良好ですが，未分化がん，髄様がんは進行が早く，悪性度が高いとされています．

組織型	割合	特徴
乳頭がん	約90％	・ゆっくり進行する ・予後がよい ・リンパ節への転移が多い ・ごく一部には，再発を繰り返す，悪性度の高い未分化がんに変化する例がある ・高齢で発症するほど悪性度が高い傾向がある
濾胞がん	約5％	・リンパ節への転移は少ない ・遠隔臓器に転移（血行性転移）しやすい傾向がある ・遠隔転移がない場合は予後が良好
低分化がん	1％未満	・乳頭がん・濾胞がん（高分化がん）に比べると，遠隔臓器に転移しやすい
未分化がん	約1～2％	・進行が速い ・甲状腺周囲の臓器（反回神経〔声帯や嚥下機能にかかわる神経〕，気管，食道など）に浸潤しやすい ・肺，骨など遠隔臓器に転移しやすい ・悪性度が高い
髄様がん	約1～2％	・傍濾胞細胞（甲状腺の中のカルシトニンを分泌する細胞（C細胞ともいう）ががん化したもの ・進行が速い ・リンパ節，肺，肝臓に転移しやすい ・遺伝性の場合がある

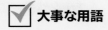
甲状腺がんの症状

　甲状腺腫瘍は大きくなるまで，自覚症状はほとんどありません．早期に甲状腺機能異常をきたすこともほぼありません．そのため，健康診断や超音波検査などで偶発的に発見されることが多いです．他の疾患で入院したときなどに，偶発的に見つかることもあります．また，触ってわかるほど大きなしこりになって気がつくこともあります．

　進行すると，反回神経麻痺により嗄声が生じたり，気管や食道にがんが浸潤して，呼吸困難や嚥下障害，喉の圧迫感，痛み，血痰などがあらわれることがあります．

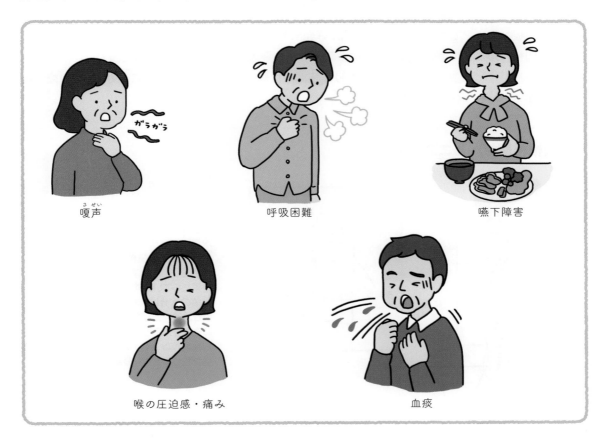

嗄声　　　　　　　　　　呼吸困難　　　　　　　　　　嚥下障害

喉の圧迫感・痛み　　　　　　　　　　　血痰

甲状腺がんの検査

　超音波検査が推奨されており，CTやMRI，PET検査などは推奨されていません（質的診断に向いていないため）．また，TSHや甲状腺ホルモン，副甲状腺ホルモンであるカルシトニンの測定などが推奨されています．

甲状腺がんの治療

　がんの種類により，治療介入は異なります．

42 腰椎椎間板ヘルニア

椎間板ヘルニアって？

背骨の腰部の椎骨と椎骨の間でクッションの役割を果たしている軟骨である椎間板が変性し，椎間板の中の髄核が飛び出した状態をいいます．脊髄や神経根，馬尾神経を圧迫することで，さまざまな症状があらわれます．腰椎に生じる腰椎椎間板ヘルニアと頸椎に生じる頸椎椎間板ヘルニアが多く，ほかに胸椎椎間板ヘルニアがあります．

ここでは，腰椎椎間板ヘルニアを取り上げます．

腰椎椎間板ヘルニアの病態

腰椎椎間板ヘルニアでは，第4～5腰椎間が好発部位です．

腰椎椎間板ヘルニアの原因には，遺伝的要因と環境的要因があります．環境的要因では，無理な姿勢で荷物を持ち上げる動作や外傷などがあり，椎間板は老化が早い組織であることから，10歳代後半で発症することも少なくありません．

【腰椎椎間板ヘルニアの原因】

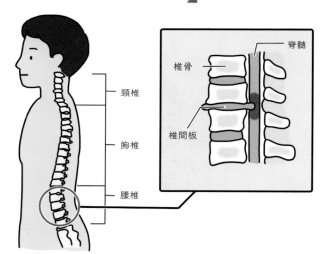

頸椎
胸椎
腰椎

脊髄
椎骨
椎間板

Point

椎間板は成人期までは，血液によって栄養が供給されますが，それ以降は次第に血流が不足していきます．また，成人期までの髄核内は約80％が水分で満たされていて，クッションの役割を果たしています．

髄核の水分は加齢とともになくなっていき，徐々に線維成分に置き換わっていきます．こうして退行変性を起こした椎間板は，外力によって線維輪に断裂が生じやすくなります．

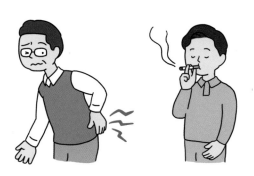

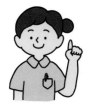

・無理な姿勢で荷物を持ち上げる動作や外傷によって起こることが多くあります
・20～40代の男性に多く発症します
・喫煙の関与も示されています

腰椎椎間板ヘルニアの症状

腰椎椎間板ヘルニアでは腰痛，腰部の不動性や伸展制限，屈曲制限などの脊椎症状，坐骨神経痛などの下肢症状があります．坐骨神経痛では，臀部から大腿・下腿に放散する痛みが姿勢や歩行などにより増強します．

さらに，感覚障害，運動障害，筋力低下，腱反射の異常などがみられ，ヘルニアが大きい場合は膀胱直腸障害が生じることがあります．

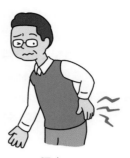
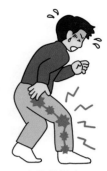

腰痛　　　　　坐骨神経痛

腰椎椎間板ヘルニアの治療

椎間板ヘルニアの治療は，保存的治療・手術療法ともに多岐にわたります．

保存治療が原則となりヘルニア塊の吸収が生じる可能性があるため安静経過観察となります．

安静期間は，疼痛コントロールや神経根性の疼痛がある場合は，硬膜外に局所麻酔薬などを投与するブロック注射などを行うこともあります．

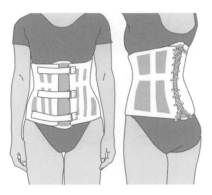

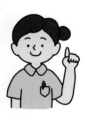

腰椎の場合はコルセットなどによる支持療法もあります．

腰椎椎間板ヘルニアでは，保存的治療の効果が乏しい場合や下肢運動麻痺の進行膀胱直腸障害，排便障害が認められる場合に，手術療法が検討されます．切開法や内視鏡的手術などがあります．

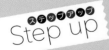

ぎっくり腰

みなさんがよく耳にする「ぎっくり腰」とは正式には「急性腰痛症」とよばれる疾患です．

ぎっくり腰は，筋肉が炎症を起こすもの、椎間板ヘルニアが原因となるもの、脊柱管狭窄症などの変形性脊椎症を代表とする椎間関節が原因のタイプ骨盤を形成する仙腸関節が原因のタイプがあります．

ぎっくり腰で最も多いのは，筋肉が炎症を起こすタイプです．多くの場合は2～3日で改善するパターンが多いため，疼痛コントロールを行って経過をみていきます．

43 大腿骨頸部骨折①

大腿骨頸部骨折って？

　大腿骨の頸部で生じる骨折です．転倒や交通事故などにより，骨の強度を上回る外力が生じた場合に起こります．

　骨折線（骨折した際に骨に入る亀裂による線）が，関節包内にある大腿骨頸部内側骨折（狭義の頸部）と，骨折線が関節包外にある大腿骨頸部外側骨折（転子部骨折）に分けられます．

　多くの危険因子があり，おもなものに骨密度の低下（骨粗鬆症）や骨折の既往などがあります．とくに，高齢者の骨粗鬆症における大腿骨頸部骨折は増加傾向にあり，寝たきりになるリスクが高いとされています．

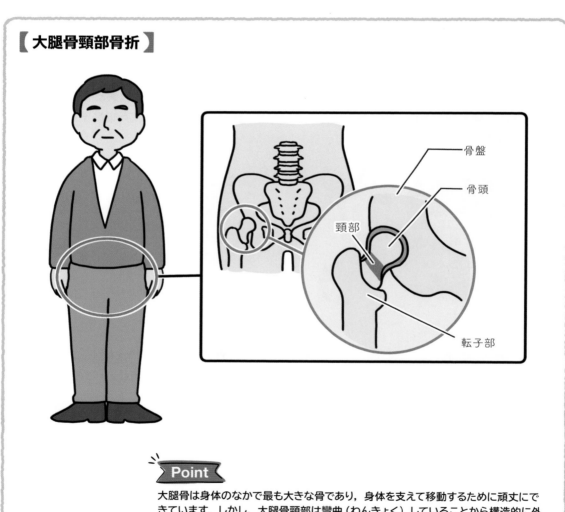

【 大腿骨頸部骨折 】

骨盤
骨頭
頸部
転子部

Point

大腿骨は身体のなかで最も大きな骨であり，身体を支えて移動するために頑丈にできています．しかし，大腿骨頸部は彎曲（わんきょく）していることから構造的に外力が加わることに弱いです．
加齢の変化に伴う骨粗鬆症などにより骨がもろくなると，"転んだだけ""ひねっただけ"という些細な外力で骨折してしまう可能性があります．

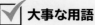

大腿骨頸部骨折の病態

　大腿骨頸部内側骨折は，骨粗鬆症で骨強度が低下している高齢者に多い骨折です．骨折部が関節包内にあるため，治癒過程に重要な骨膜性仮骨をつくる外骨膜がなく，最も骨癒合（骨がくっつく）がしにくい骨折です．

　また，大腿骨頸部や骨頭の栄養血管は，関節包を経て骨内に分布されています．そのため，血行が途絶えるリスクがあり，骨癒合しても血流障害により壊死が起こりやすくなります．

　骨折の転位の程度によって，ガーデンのステージ分類がよく用いられています．

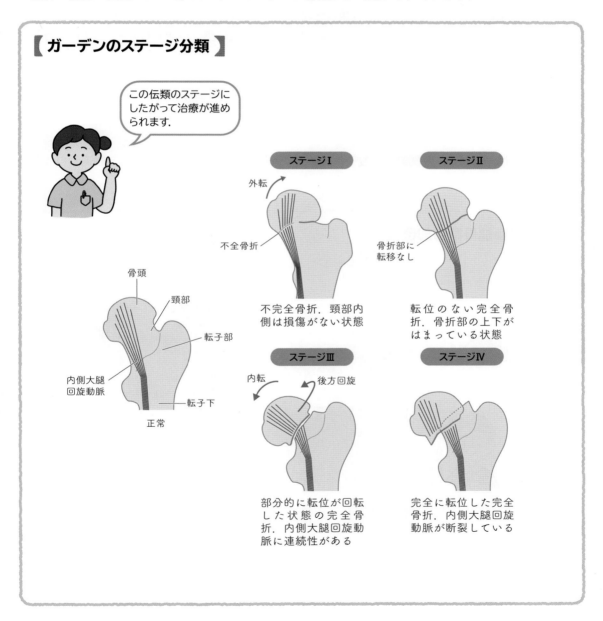

【 ガーデンのステージ分類 】

この伝類のステージにしたがって治療が進められます．

正常
骨頭
頸部
転子部
内側大腿回旋動脈
転子下

ステージⅠ
外転
不全骨折
不完全骨折．頸部内側は損傷がない状態

ステージⅡ
骨折部に転移なし
転位のない完全骨折．骨折部の上下がはまっている状態

ステージⅢ
内転　後方回旋
部分的に転位が回転した状態の完全骨折．内側大腿回旋動脈に連続性がある

ステージⅣ
完全に転位した完全骨折．内側大腿回旋動脈が断裂している

44 大腿骨頸部骨折②

大腿骨頸部骨折の症状

【関節部や臀部の痛み】

強い痛みが生じ，とくに外側骨折では，受傷直後から大転子部の圧痛がみられます．

【腫脹】

関節包骨折である内側骨折では腫脹は軽度で，外側骨折では出血により，大転子部から臀部まで至る箇所で著しい腫脹がみられます．

【歩行不能】

転位がある場合（ガーデンのステージ分類Ⅲ～Ⅳ）では，疼痛により歩行が困難になります．嵌入骨折（一方の骨片の端が他方の端に入り込む）の場合は，受傷直後は歩行可能でも１～２日後に歩行不能になることがあります．

【下肢回旋変形と短縮】

患肢は外旋位（大腿軸を中心として外方へ回旋する）となり，また骨端部の転移によって下肢の短縮がみられます．

【自動運動困難】

内側骨折では，仰臥位，膝関節伸展位で下肢挙上が不可能になり，外側骨折では自動運動自体ができなくなります．

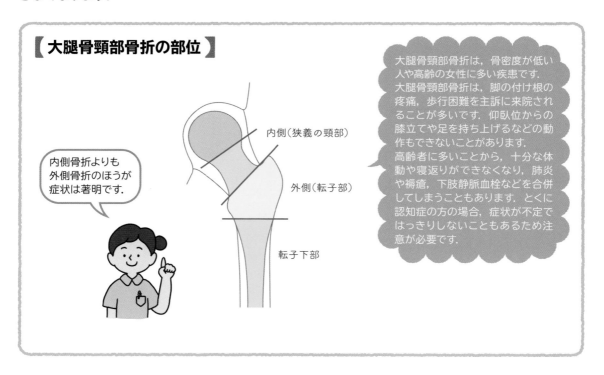

【 大腿骨頸部骨折の部位 】

内側（狭義の頸部）

外側（転子部）

転子下部

内側骨折よりも外側骨折のほうが症状は著明です．

大腿骨頸部骨折は，骨密度が低い人や高齢の女性に多い疾患です．大腿骨頸部骨折は，脚の付け根の疼痛，歩行困難を主訴に来院されることが多いです．仰臥位からの膝立てや足を持ち上げるなどの動作もできないことがあります．高齢者に多いことから，十分な体動や寝返りができなくなり，肺炎や褥瘡，下肢静脈血栓などを合併してしまうこともあります．とくに認知症の方の場合，症状が不定ではっきりしないこともあるため注意が必要です．

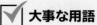
- -

大腿骨頸部骨折の検査

　X線検査が有用です．骨折が疑われるものの，初診時にX線検査では明らかに診断できない不顕性^{ふけんせい}
骨折では，MRIや骨シンチグラフィが有用です．

大腿骨頸部骨折の治療

　ガーデン分類のステージにしたがって，治療が行われます．

　入院直後は，疼痛の除去と整復目的で牽引^{けんいん}を行います．自発痛があり転位が大きいなどの場合は，
ピンニング（ピンを用いて骨を固定する）などの骨接合術^{こっせつごうじゅつ}や人工骨頭置換術^{じんこうこっとうちかんじゅつ}，人工股関節全置換術^{じんこうこかんせつぜんちかんじゅつ}が必
要になります．

　ガーデン分類のステージⅢ・Ⅳの場合は，骨癒合が困難なため，人工骨頭置換術，人工股関節全置
換術が行われます．人工骨頭置換術は早期離床が可能のため，高齢者ではステージⅠ・Ⅱでも実施さ
れることがあります．

　手術後は，できる限り早期（術後1日目）にリハビリテーションを行います．

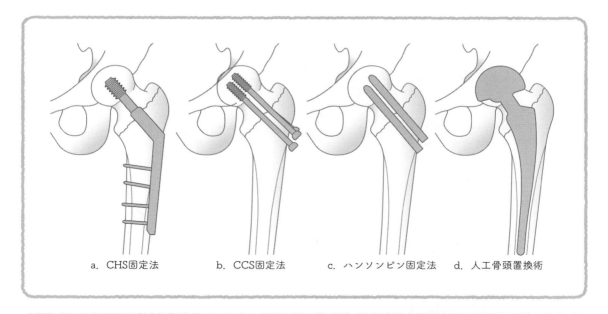

a．CHS固定法　　　b．CCS固定法　　　c．ハンソンピン固定法　　　d．人工骨頭置換術

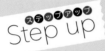
（ステップアップ） **人工骨頭置換術後のケア**

　手術後，股関節周囲の軟部組織が修復されるまでの3〜4週間は脱臼のリスクがあるため，危険肢位をと
らないように援助していきます．高齢の患者さんでは，褥瘡や肺炎などの合併症にも注意しましょう．
また，下肢の筋力低下による歩行障害がみられ，関節可動域が制限されます．骨癒合が完成する前に退院
するケースが多く，決まった範囲内での杖歩行など転倒予防について指導することも大切です．

45 全身性エリテマトーデス

自己免疫疾患って？

　自己免疫疾患とは，自分自身の免疫システムで自己を攻撃してしまう疾患です．本来，自己免疫システムは異物を認識し，自身を守るためのものですが，感染などをきっかけに本来であれば異物と認識されない自身の体を異物と認識し，自己抗体などを産生して異物と認識した自身の部位の攻撃を始めます．自己免疫疾患にはさまざまな種類があります．

全身性エリテマトーデスって？

　よく「SLE」とよばれる疾患ですが，正式にはsystemic lupus erythematosus（システミック　ループス　エリテマトーデス）という疾患であり，日本では「全身性エリテマトーデス」とよばれます．全身のさまざまな臓器に多彩な症状を呈します．

　日本全国に約6〜10万人（2023年時）の患者さんがおり，男女比は1：9ほどで圧倒的に女性に多い疾患です．その中でも20〜40歳の生殖可能年齢の女性に多く発症します．近年，発症年齢が高齢化していきています．

全身性エリテマトーデスの病態

　多くの研究が行われていますが，原因はわかっていません．いくつか知られているのは，紫外線やウイルス感染などが誘因になることがある，ということがわかっています．

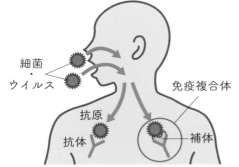

抗体が細菌やウイルスなどの抗原に
反応し，免疫複合体をつくる．

細菌・ウイルス　抗原　抗体　免疫複合体　補体

正常

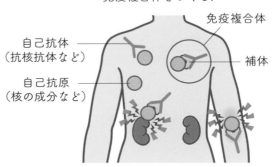

自己抗体が自分の体の成分（自己抗体）に反応し，
免疫複合体をつくる．

自己抗体（抗核抗体など）　自己抗原（核の成分など）　免疫複合体　補体

免疫複合体が全身の皮膚や臓器などに沈着する．

全身性エリテマトーデス

Point

ほとんどの患者さんには「抗核抗体」とよばれる自己抗体があります．この抗体が細胞内の核に対し抗体反応を示し，免疫複合体を作り炎症反応を起こして全身の皮膚や関節，血管，腎臓などに症状を起こしてしまいます．

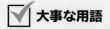
全身性エリテマトーデスの症状

全身症状と各部位の症状があります．全部でるわけではなく，患者さんにより症状は異なります．

【全身症状】全身倦怠感，易疲労感，発熱など．

【皮膚症状】蝶形紅斑（ちょうけいこうはん）とよばれる顔面に鼻から両頬に紅斑が蝶の形のように広がる．

【関節・筋症状】筋肉痛や関節痛が急性期にみられる．

【神経症状】中枢神経症状を伴う場合は重症と判断．うつ状態や失見当識，妄想などの症状やけいれんを起こす場合もある．

【肺症状】間質性肺炎や肺出血，肺高血圧症などがみられることがあり，胸膜炎は急性期にみられる症状の１つ．

【消化器症状】腹痛が生じることがあり，腸間膜血管炎やループス腹膜炎に注意が必要．

【腎症状】腎炎を起こし，腎機能の低下が引き起こされることがある．ループス腎炎とよばれる．

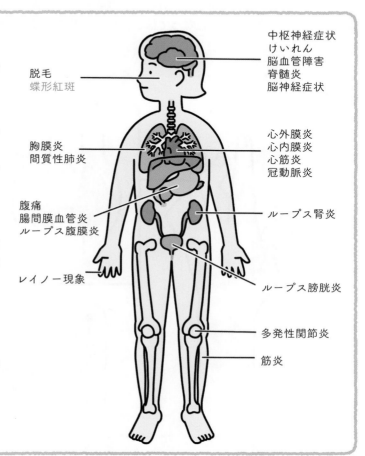

脱毛
蝶形紅斑

中枢神経症状
けいれん
脳血管障害
脊髄炎
脳神経症状

胸膜炎
間質性肺炎

心外膜炎
心内膜炎
心筋炎
冠動脈炎

腹痛
腸間膜血管炎
ループス腹膜炎

ループス腎炎

レイノー現象

ループス膀胱炎

多発性関節炎

筋炎

全身性エリテマトーデスの治療

薬物療法が基本です．症状によっては対症療法を施行することもあります．

副腎皮質ステロイド薬	基本的治療になります．自己免疫を抑制するために行われます．重症度により初回量を決めます．ステロイド抵抗性の場合は，ステロイドパルス療法という大量投与法も行います．
免疫抑制剤	ステロイドに対しての抵抗性が強かったり，副作用が強い場合は免疫抑制剤を使用することもあります．
NSAIDs	関節痛などの疼痛などに対し投与します．
血圧コントロール	高血圧を伴う場合もあり，状態により導入します
透析療法	腎機能悪化時などで導入する場合があります．

SLEは良くなったり悪くなったりを繰り返します．早期診断，早期治療ができた場合，予後は改善傾向となります．腎臓や中枢神経やその他の自己免疫性疾患を合併する場合では予後が悪くなることがあります．診断法や治療法の進歩で早期介入により予後は昔と比べ改善してきています．

46 関節リウマチ

　関節リウマチは自己免疫により関節を中心に攻撃をしてしまい，多発する関節炎と進行性関節破壊を主症状とし，関節外症状として肺，腎臓，皮下組織などにも病巣（びょうそう）が広がる全身性炎症疾患です．

　さまざまな自己抗原が見いだされ，免疫機能亢進を基盤とする慢性炎症性自己免疫疾患ですが，いまだに病因，病態は明らかになってはいません．炎症症状は寛解（かんかい）と増悪（ぞうあく）（良くなったり悪くなったり）を繰り返します．

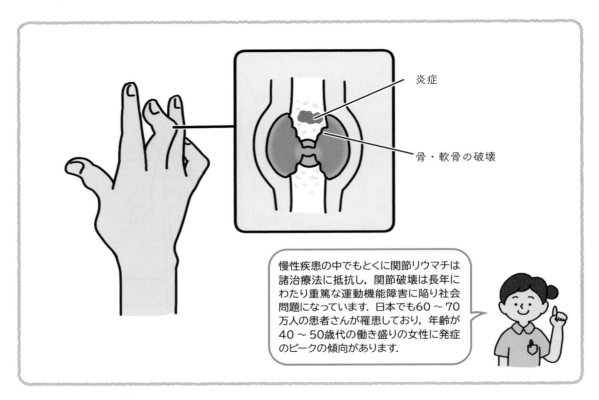

炎症

骨・軟骨の破壊

慢性疾患の中でもとくに関節リウマチは諸治療法に抵抗し，関節破壊は長年にわたり重篤な運動機能障害に陥り社会問題になっています．日本でも60〜70万人の患者さんが罹患しており，年齢が40〜50歳代の働き盛りの女性に発症のピークの傾向があります．

関節リウマチの病態

　全身の複数の関節に疼痛・腫脹などの症状が出現し，関節の可動制限や変形が生じます．

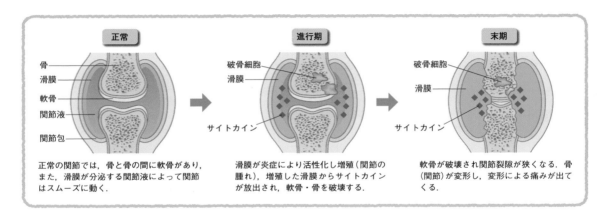

正常	進行期	末期
骨 滑膜 軟骨 関節液 関節包	破骨細胞 滑膜 サイトカイン	破骨細胞 滑膜 サイトカイン
正常の関節では，骨と骨の間に軟骨があり，また，滑膜が分泌する関節液によって関節はスムーズに動く．	滑膜が炎症により活性化し増殖（関節の腫れ），増殖した滑膜からサイトカインが放出され，軟骨・骨を破壊する．	軟骨が破壊され関節裂隙が狭くなる．骨（関節）が変形し，変形による痛みが出てくる．

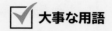
関節リウマチの症状

　関節の内面を覆っている滑膜（かつまく）とよばれる部位に炎症が生じるため，関節の破壊や変形，固縮（こしゅく）などが生じます．関節痛の好発部位としては手指の関節，膝関節などがあります．

　早朝起床時に起こる「朝の関節のこわばり」は有名な症状の1つです．

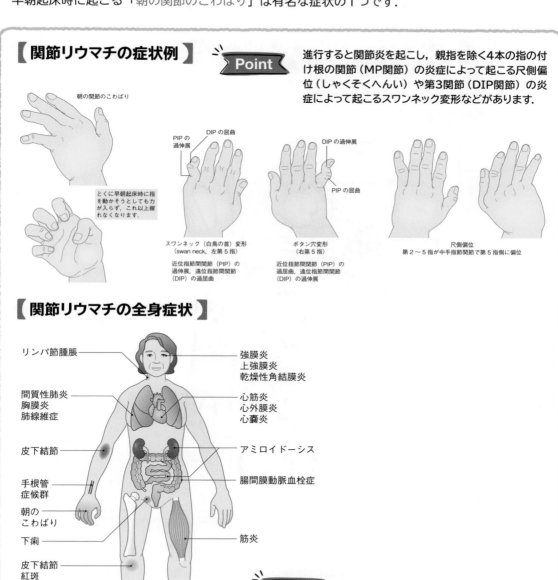

【 関節リウマチの症状例 】

Point

進行すると関節炎を起こし，親指を除く4本の指の付け根の関節（MP関節）の炎症によって起こる尺側偏位（しゃくそくへんい）や第3関節（DIP関節）の炎症によって起こるスワンネック変形などがあります．

朝の関節のこわばり

とくに早朝起床時に指を動かそうとしても力が入らず，これ以上握れなくなります．

PIP の過伸展　　DIP の屈曲

スワンネック（白鳥の首）変形（swan neck，左第5指）
近位指節間関節（PIP）の過伸展，遠位指節間関節（DIP）の過屈曲

DIP の過伸展　　PIP の屈曲

ボタン穴変形（右第5指）
近位指節間関節（PIP）の過屈曲，遠位指節間関節（DIP）の過伸展

尺側偏位
第2〜5指が中手指節関節で第5指側に偏位

【 関節リウマチの全身症状 】

リンパ節腫脹

強膜炎
上強膜炎
乾燥性角結膜炎

間質性肺炎
胸膜炎
肺線維症

心筋炎
心外膜炎
心嚢炎

皮下結節

アミロイドーシス

手根管
症候群

腸間膜動脈血栓症

朝の
こわばり

下痢

筋炎

皮下結節
紅斑

皮下腫瘍・壊死

Point

関節以外の症状として胸膜炎や間質性肺炎という肺炎を合併することもあります．またその他の自己免疫性疾患と合併することもあり，シェーグレン症候群などが有名です．

47 乳がん①

乳がんって？

　乳腺の組織にできる悪性腫瘍です．多くは乳管から発生しますが，一部は乳腺小葉から発生することもあります．

　乳がんの発生は，女性ホルモンの一種であるエストロゲンの関与が明らかになっています．また，乳がんの5～10％は遺伝性です．

　女性の罹患率が最も多いがんで，とくに40歳代後半～60歳代に多くみられます．なお，乳がんは女性だけではなく，まれですが男性にも発症します．

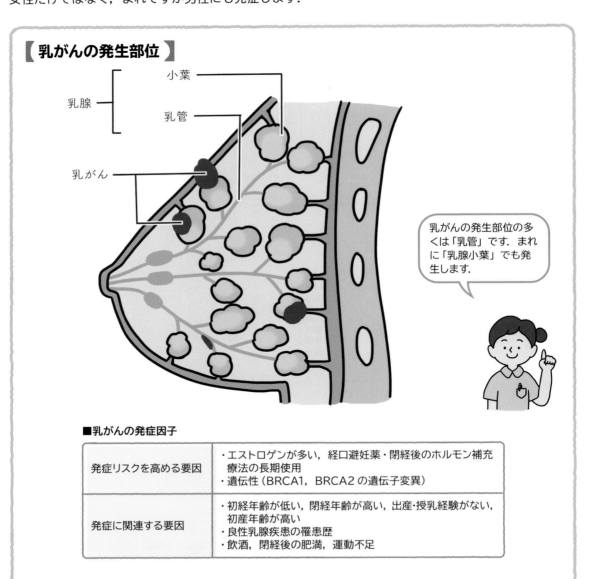

【 乳がんの発生部位 】

小葉
乳腺
乳管
乳がん

乳がんの発生部位の多くは「乳管」です．まれに「乳腺小葉」でも発生します．

■乳がんの発症因子

発症リスクを高める要因	・エストロゲンが多い，経口避妊薬・閉経後のホルモン補充療法の長期使用 ・遺伝性（BRCA1，BRCA2 の遺伝子変異）
発症に関連する要因	・初経年齢が低い，閉経年齢が高い，出産・授乳経験がない，初産年齢が高い ・良性乳腺疾患の罹患歴 ・飲酒，閉経後の肥満，運動不足

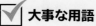
乳がんの病態

　乳がんは，まず乳腺や乳腺小葉の上皮細胞から発生します．初期は，乳管や小葉内にとどまる非浸潤がんとなり，進行すると周囲に浸潤する浸潤がんとなります．

　好発部位は，乳首を中心に乳房を4つに分けると，乳房の外側の上部が最も多く，次いで内側の上，外側の下，内側の下，乳首付近の順です．

　転移は，リンパ行性（リンパ液の流れに乗って転移する）と血行性（主に静脈の血液の流れに乗って転移する）があります．多くは，リンパ行性では，腋窩リンパ節や胸骨傍リンパ節，鎖骨下リンパ節など，血行性では肺，肝，骨，脳，胸膜に転移します．

　病期分類は，TNM分類（p.025参照）が用いられます．

【 乳がんの好発部位 】

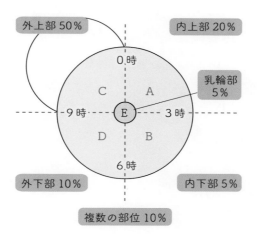

外上部50%　　内上部20%　　乳輪部5%　　外下部10%　　内下部5%　　複数の部位10%

【 乳がんの初期分類 】

0期	非浸潤がん
1期	しこりが2cm以下でリンパ節転移がないもの
2期	しこりが2cmを超えてリンパ節転移がないもの しこりが2cm以下でリンパ節転移があるもの しこりが2cmを超えてリンパ節転移があるもの
3期	リンパ節転移が進んでいるもの しこりが5cmを超えてリンパ節転移があるもの しこりが皮膚や胸壁に及ぶもの，炎症性乳がん
4期	乳房以外の他の臓器（肺，骨，肝臓，脳など）に転移があるもの

48 乳がん②

乳がんの症状

　初期症状はほとんどなく，検診などで指摘されることが多いがんです．早期発見には定期的な検診の受診とともに，セルフチェックが重要です．

　腫瘍が増大していくと，しこりの触知，乳房の皮膚の引きつれ，陥没，発赤，乳頭からの血性分泌（血のまじった分泌液）などが出現します．

　さらに進行していくと腋窩リンパ節の腫れや自壊創があらわれます．自壊創は，腫瘍組織が壊死し，皮膚表面に出現した潰瘍で疼痛，出血，滲出液などの症状を伴い，細菌感染を起こし悪臭が出ることがあります．

【 乳がんの代表的な症状部位 】

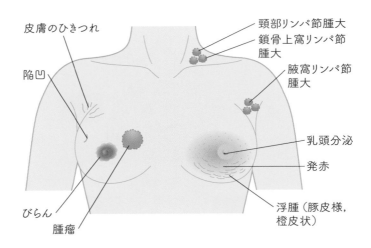

- 皮膚のひきつれ
- 陥凹
- びらん
- 腫瘤
- 頸部リンパ節腫大
- 鎖骨上窩リンパ節腫大
- 腋窩リンパ節腫大
- 乳頭分泌
- 発赤
- 浮腫（豚皮様，橙皮状）

> 主な症状は，乳房のしこりです．ほかには，乳房にえくぼやただれ，左右の乳房の形が異なっている，乳頭から分泌物が出るなどもあります．自覚症状がなく発見できない場合もあり，早期発見のためにも定期的な乳がん検診の受診が推奨されています．

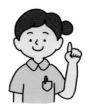

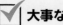
乳がんの検査

　スクリーニング検査として，マンモグラフィ（乳腺X線検査），超音波検査が有用です．高濃度乳房（乳腺の濃度が高い）場合は，超音波検査のほうが有効です．乳がんの可能性がある場合は，穿刺（せんし）により病変組織を採取して，細胞診（穿刺吸引細胞診など）や組織診（針生検）を行います．

　腫瘍の範囲や転移をみるために，MRI検査，CT検査，骨シンチグラフィが行われます．

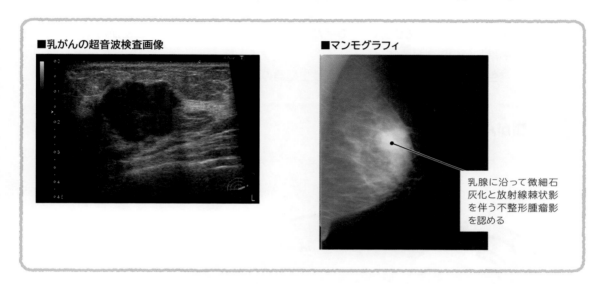

■乳がんの超音波検査画像

■マンモグラフィ

乳腺に沿って微細石灰化と放射線棘状影を伴う不整形腫瘤影を認める

乳がんの治療

　がんの病期，乳房の温存・再建など患者の希望に応じて，手術療法を軸に，放射線治療，薬物療法などを組み合わせた治療が行われます．

　手術療法には，乳房全切除術，乳房部分切除術，乳房再建術を前提とした皮膚温存乳房全切除術・乳頭温存乳房全切除術などがあります．また，術中にセンチネルリンパ節*生検を行い，転移陽性であれば，腋窩リンパ節郭清を行います．最近では，乳房温存療法が増え，主に乳房部分切除術＋温存乳房への放射線照射が行われます．

　薬物療法では，化学療法（分子標的薬，免疫チェックポイント阻害薬も含む），内分泌療法（ホルモン療法）があり，サブタイプ分類**により有効だと予測される治療法が選択されます．

＊センチネルリンパ節：がん細胞が最初に流れ着くリンパ節のことをいいます．術中にセンチネルリンパ節生検で，リンパ節への転移を調べ，腋窩リンパ節郭清の必要性を判断します．

＊＊サブタイプ分類：乳がんの細胞の遺伝子の特徴によって，乳がんを分類したものを「サブタイプ」といいます．

49 子宮頸がん①

子宮頸がんって？

　子宮の入口にあたる頸部の粘膜上皮（ねんまくじょうひ）に発症した悪性腫瘍をいいます.

　子宮頸がん患者の90％以上から，ヒトパピローマウイルス（HPV）が検出され，発症にはHPV感染が関連しています. HPVは性交渉の経験がある人の半分以上が感染する一般的なウイルスですが，なかでもHPV16，18，31，52，58がハイリスク型といわれています. また多産婦に多く，喫煙も危険因子です.

　好発年齢は20歳代後半から60歳で，40歳がピークです. ほとんどは扁平上皮（へんぺいじょうひ）がんですが，予後不良の腺がんも増加傾向にあります.

　子宮体部に発生する子宮がんとあわせて，女性生殖器の悪性腫瘍の中で最も多いがんです.

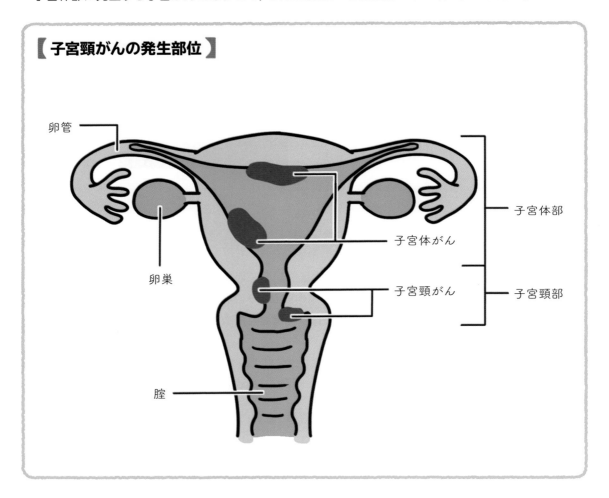

【 子宮頸がんの発生部位 】

卵管 / 卵巣 / 子宮体がん / 子宮頸がん / 腟 / 子宮体部 / 子宮頸部

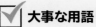
子宮頸がんの病態

　子宮頸部では，扁平上皮接合部にある予備細胞がエストロゲンの作用により増殖し，扁平上皮となり，それが積み重なって重層扁平上皮へと変化します．子宮頸がんは，予備細胞が増殖する過程で，HPV感染などのさまざまな刺激因子が加わることにより，異常細胞が発生し，前がん状態である異形成が生じて発生すると考えられています．

　異形成に始まり，子宮頸部の表面だけにがんがある上皮内がん，周囲の組織に入り込む浸潤がんと進行していきます．

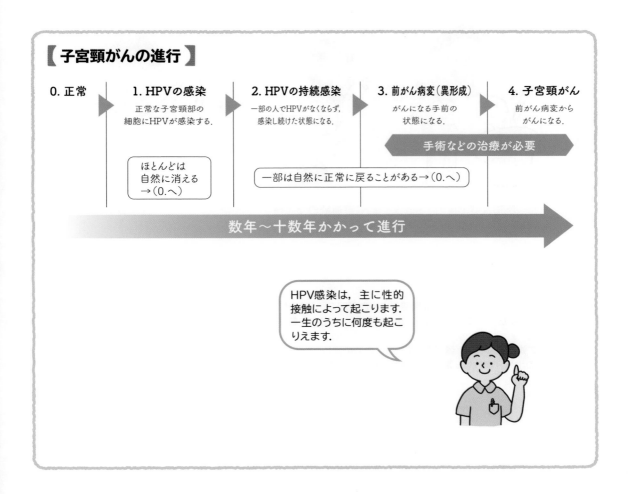

50 子宮頸がん②

子宮頸がんの症状

　無症状のことが多く，とくに上皮内がんの初期の多くは無症状のまま経過します．進行するにつれて，不正性器出血，帯下（おりもの）などの症状があらわれてきます．

　骨盤内にがんが浸潤していくと，断続的な腰痛，坐骨神経痛，下肢痛が現れていきます．腐敗した帯下の尿道感染，がんの膀胱壁浸潤により，頻尿，血尿，残尿感などの膀胱刺激症状があらわれることがあります．

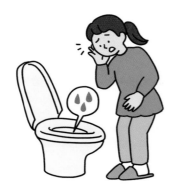

不正性器出血

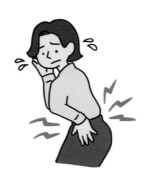

断続的な腰痛

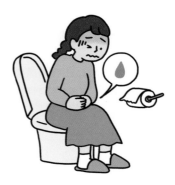

残尿感

▶ Point

【不正性器出血】
成熟期の女性では，月経とは無関係に出血が起こり，性交による接触出血は特徴的な症状です．がんの進行とともに出血の程度は強くなり，止血が困難な大出血をきたすことがあります．

【帯下】
がんの進行につれて，量が増えていき，血液の混じった肉汁のような色（血性褐色肉汁様）となります．がん組織の壊死，腐敗した帯下への細菌感染から悪臭を伴う膿血性帯下がみられるようになります．

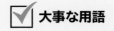
子宮頸がんの検査

スクリーニング検査として，子宮頸部の細胞診が有用で検診でも行われています．

異常があった場合には，ハイリスクHPV検査，コルポスコープ（腟拡大鏡）下の組織診（円錐切除も含む），がんの診断後には内診・直腸診，経腟超音波検査，CT検査，MRI検査，PET検査などが行われます．

子宮頸がんの治療

臨床進行期や組織型，妊孕性（妊娠するために必要な能力）温存など患者の希望などに応じて，手術療法，放射線療法，化学療法，ホルモン療法が単独，または組み合わせた治療が行われます．

根治的治療では，放射線療法も手術療法と同程度に有効であるとされています．

手術療法では，妊孕性温存可能な円錐切除術，単純子宮全摘出術，準広汎子宮全摘出術，広汎子宮全摘出術などがあります．広汎子宮全摘出術では，骨盤内神経の一部切除により排尿障害が起こることがあるため，最近では骨盤神経温存術式が実施されることがあります．

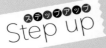 **Step up　子宮頸がんワクチン**

HPVワクチンは，副作用などの問題から2013年6月から，積極的な勧奨を一時的に差し控えられていましたが，専門家の評価により2022年4月から，他の定期接種と同様に，個別の勧奨が行われ，小学校6年～高校1年相当の女子を対象に，定期接種が行われています．

現在，日本国内で使用できるワクチンは，サーバリックス，ガーダシル，シルガード9の3種類です．サーバリックスとガーダシルはHPV16型と18型，シルガード9はHPV16型と18型に加え，31型，33型，45型，52型，58型の感染も防ぐことができます．

【引用・参考文献】

1）竹田津文俊：101疾患のポイントMini Note. Gakken, 2015.
2）竹田津文俊：説明できる病態生理. Gakken, 2018.
3）竹田津文俊：説明できる解剖生理. Gakken, 2018.
4）渕本雅昭編：画像の見方・読み方 アセスメントとケア ナースポケットブックmini. Gakken, 2022.
5）杉本由香：領域別ファイリングノート1　人体の構造と機能のノート. Gakken, 2021.
6）杉本由香：領域別ファイリングノート2　疾病の成り立ちと回復の促進のノート. Gakken, 2022.
7）藤野智子, 三浦英恵, 村田洋章：Nursing Canvas Book1基礎と臨床がつながるバイタルサイン. Gakken, 2014.

さくいん

編集：Gakken看護書籍編集室
ブックデザイン：山口秀昭（Studio Flavor）
カバーイラスト：坂本浩子, しゅんぶん
本文イラスト：しゅんぶん、日本グラフィックス

memo